儿科临床护理与健康指导

李静 主编

吉林科学技术出版社

图书在版编目（CIP）数据

儿科临床护理与健康指导/李静主编.--长春：
吉林科学技术出版社，2022.5
ISBN 978-7-5578-9560-0

I.①儿... II.①李... III.①儿科学 - 护理学 IV.
①R473.72

中国版本图书馆 CIP 数据核字(2022)第 135870 号

儿科临床护理与健康指导

主　　编　李　静
出 版 人　宛　霞
责任编辑　史明忠
封面设计　华　睿
幅面尺寸　185mm×260mm
开　　本　16
字　　数　150 千字
印　　张　7
印　　数　1-1500 册
版　　次　2022 年 5 月第 1 版
印　　次　2023 年 3 月第 1 次印刷

出　　版　吉林科学技术出版社
发　　行　吉林科学技术出版社
地　　址　长春市南关区福祉大路 5788 号出版大厦 A 座
邮　　编　130118
发行部电话/传真　0431—81629529　　81629530　　81629531
　　　　　　　　　　81629532　　81629533　　81629534
储运部电话　0431-86059116
编辑部电话　0431-81629510
印　　刷　三河市嵩川印刷有限公司

书　　号　ISBN 978-7-5578-9560-0
定　　价　48.00 元

目　录

第一章　小儿血液科护理技术

第一节　化疗药物外渗处理

【目的】

1. 降低局部疼痛感。
2. 局限受损区域。
3. 稀释外渗的药液。
4. 减慢外渗药液的吸收。

【评估】

1. 评估患者。

（1）双人核对医嘱。

（2）核对床号、姓名、病历号和腕带（请患者自己说出床号和姓名）。

（3）了解患者所用化疗药物的性质、刺激性大小。

（4）了解外渗的量和面积，皮肤的颜色、温度和疼痛的程度。

（5）向患者解释操作的目的及过程、注意事项和配合能力。

2. 评估环境。安静整洁，宽敞明亮，关门窗或屏风遮挡，检查室温度适宜。

【操作前准备】

1. 人员准备。仪表整洁，符合要求。洗手，戴口罩。

2. 物品准备。治疗车上层放置棉签、安尔碘、治疗单、快速手消毒剂、无菌盘（配制好的封闭液：生理盐水5ml加入盐酸利多卡因2ml，加入5％碳酸氢钠2ml，加入地塞米松2mg）、10ml注射器。以上物品符合要求，均在有效期内。治疗车下层放置生活垃圾桶、医疗废物桶、锐器桶。

【操作程序】

1. 核对床号、姓名、病历号和腕带（请患者自己说出床号和姓名）。

2. 立即停止化疗药物的输注，通知医生，安慰患者。

3. 保留针头，患肢制动。

4. 携用物推车至患者床旁。

5. 核对床号、姓名、病历号和腕带（请患者自己说出床号和姓名）。

6. 用注射器尽量抽吸出残留在针头中的药物和渗出液。

7. 拔掉针头。

8. 局部皮肤常规消毒，选择最佳穿刺点，避开血管，以扇形或环形进行封闭注射。封闭范围大于外渗面积1～2cm，深度最好至外渗区底部，注射前应抽回血。

9. 快速手消毒剂消毒双手，推车回治疗室。

10. 整理用物，洗手，按要求书写护理记录。

【注意事项】

1. 封闭注射前应视外渗程度配制适当封闭液，根据药物渗入组织的深度，调整封闭的进针角度，以达到良好效果。

2. 避免外渗部位受压。

3. 嘱患者卧床休息，减少活动，48小时内抬高患肢。

4. 特殊化疗药物外渗时，遵医嘱注射相应的解毒剂。

第二节 鼻出血处理

【目的】

止血。

【评估】

1. 评估患者。

（1）双人核对医嘱。

（2）核对床号、姓名、病历号和腕带（请患者自己说出床号和姓名）。

（3）了解患者年龄、病情和意识状态。

（4）了解出血部位及出血量的大小。

（5）了解患者最近的血象值。

2. 评估环境。安静整洁，宽敞明亮，关门窗或屏风遮挡，检查室温度适宜。

【操作前准备】

1. 人员准备。仪表整洁，符合要求。洗手，戴口罩。

2. 物品准备。治疗车上层放置清洁盘、无菌棉球、消毒镊子、快速手消毒剂。以上物品符合要求，均在有效期内。治疗车下层放置生活垃圾桶、医疗废物桶、锐器桶。

【操作程序】

1. 携用物推车至患者床旁，核对床号、姓名、病历号和腕带（请患者自己说出床号和姓名）。

2. 首先让患者改为坐位，身体稍前倾。

3. 用拇指和（或）示指向后按压患者出血侧鼻翼，持续按压5分钟以上。

4. 按压5分钟，鼻出血仍不能停止，则遵医嘱取肾上腺素一支或凝血酶一支倒在消毒棉球上，用消毒镊子将棉球填塞到出血的鼻孔内，同时记录填塞棉球数量。

5. 经上述处理仍不能控制鼻出血时，立即请五官科医师，并用消毒油纱条填塞鼻腔。

6. 快速手消毒剂消毒双手，推车回治疗室。

7. 整理用物，洗手，并按要求书写护理记录。

【注意事项】

1．告知患者不要紧张，询问并观察患儿有无继续吞咽经咽后壁流的血液。

2．指导患者将流入口中的血液吐出，不可咽下。

3．出血停止后让患者卧床休息并继续观察。

4．出血控制后不能立即取出消毒棉球或油纱条。消毒棉球可保留24小时，注意记录油纱条在鼻腔内保留的时间（夏天24～48小时、冬天48～72小时）。

5．取出棉球或油纱条前，先用石蜡油滴鼻，每半小时一次，待全部浸润后，再缓慢抽出。如遇阻力，不可勉强用力抽取，应继续用石蜡油滴鼻，1～2小时后再用同样方法抽取部分棉球或油纱条，如此重复3～5次直至完全取出，并核对棉球或油纱条的数量。在此过程中如果又出现鼻出血，立即停止抽取，并请五官科医生重新填塞。

第三节　骨髓抑制期饮食双消毒的处理

【目的】

预防消化道感染。

【评估】

1．评估患者。

（1）双人核对医嘱。

（2）核对床号、姓名、病历号和腕带（请患者自己说出床号和姓名）。

（3）了解患者病情、年龄、近期血象情况。

（4）了解患者所用化疗药物的作用及不良反应。

（5）评估患者的文化程度及理解能力。

（6）告知患者饮食双消毒的目的和方法及重要性，取得患者的配合。

2．评估环境。病室内安静整洁，宽敞明亮。

【操作前准备】

人员准备。仪表整洁，符合要求。

【操作程序】

1．双人核对医嘱后，在饮食一览表该患者的床号上插入"饮食双消"提示卡。

2．通知营养食堂该患者为饮食双消毒。

3．核对患者床号、姓名、病历号和腕带（请患者自己说出床号和姓名）。

4．告知家属患者的餐具专人专用。

5．每次使用餐具前、后协助患者用清水洗净并用开水（＞90℃）浸泡20分钟后擦干待用。

6．协助患者优先打饭，避免与他人餐具接触交叉感染。

7．提醒并监督患者严格洁净饮食。

【注意事项】

1．消毒餐具时注意安全，避免开水烫伤。

2. 及时通知营养食堂，共同协作确保患者饮食卫生。

3. 告知患者打饭后尽快食用，不可食用剩菜剩饭。

第四节　化疗引起口腔黏膜损伤的处理

【目的】

1. 控制局部感染。

2. 促进口腔损伤的黏膜愈合。

3. 降低患者口腔不适，减轻疼痛，提高生活质量。

4. 确保化疗计划顺利完成。

【评估】

1. 评估患者。

（1）双人核对医嘱。

（2）核对床号、姓名、病历号和腕带（请患者自己说出床号和姓名）。

（3）了解患者年龄、病情及最近的血象值。

（4）评估患者口腔黏膜损伤的部位及程度。

（5）了解患者所使用化疗药物的药理作用及不良反应。

（6）评估患者对操作的合作程度。

2. 评估环境。安静整洁，宽敞明亮。

【操作前准备】

1. 人员准备。仪表整洁，符合要求。洗手，戴口罩。

2. 物品准备。治疗车上层放置无菌棉球1包、消毒镊子1把、一次性换药盘1个、快速手消毒剂、双氧水1瓶、2％利多卡因注射液1支、清洁手套1副、一次性纸杯2个、手电1个。以上物品符合要求，均在有效期内。治疗车下层放置生活垃圾桶、医疗废物桶。

【操作程序】

1. 携用物推车至患者床旁。

2. 核对患者床号、姓名、病历号和腕带（请患者自己说出床号和姓名）。

3. 协助患者改为坐位，用一次性纸杯倒清水给予患者漱口，去除口腔内残留食物。

4. 用一次性纸杯倒适量双氧水给予患者含漱5分钟后吐出，用清水漱口去除剩余泡沫。

5. 协助患者擦干口唇。

6. 打开无菌棉球置于弯盘内，戴清洁手套，用镊子夹无菌棉球蘸2％利多卡因注射液，覆盖于损伤黏膜表面，1分钟后去除棉球。

7. 用消毒镊子夹住被泡起的损伤黏膜边缘轻轻撕下，至露出新鲜创面。

8. 将表皮生长因子涂抹于新鲜创面上。

9．清点棉球个数，用手电照射确定口腔内无棉球。

10．协助患者清洁口唇，摆舒适体位。

11．向患者交代注意事项，收拾用物。

12．手消，推车回治疗室。

13．整理用物，洗手，并记录。

【注意事项】

1．操作时动作轻柔，不可强行撕下破损黏膜。

2．在操作过程中注意随时与患者沟通，询问患者疼痛情况，如疼痛难忍可先暂停操作，再次敷用2％利多卡因注射液。

3．操作中如出血较多，可用干棉球进行局部按压止血，或用冰生理盐水含漱。

4．告知患者进食清淡易消化软食，忌食辛辣、刺激性食物。

5．嘱患者遵医嘱定时用漱口液漱口。

第五节　温水擦浴

【目的】

降温。

【评估】

1．评估患者。

（1）双人核对医嘱。

（2）核对床号、姓名、病历号和腕带（请患者自己说出床号和姓名）。

（3）了解患者的发热类型。

（4）评估患者病情和年龄、意识状态及合作程度。

（5）告知患者温水擦浴的目的和方法，取得患者的配合。

（6）嘱家属准备一套更换衣裤。

2．评估环境。安静整洁，宽敞明亮。关门窗或屏风遮挡，病室温度适宜。

【操作前准备】

1．人员准备。仪表整洁，符合要求。洗手，戴口罩。

2．物品准备。治疗车上层放置盛温水的小盆、小毛巾、一次性中单、水温计、暖水瓶、带套冰袋、带套暖水袋（水温50~70℃）。以上物品符合要求，均在有效期内。治疗车下层放置医疗废物桶、生活垃圾桶。

【操作程序】

1．核对患者床号、姓名、病历号和腕带（请患者自己说出床号和姓名）。

2．将一次性中单铺于患者身下。

3．协助患者取平卧位，将冰袋置于头部，防擦浴时表皮血管收缩，头部充血；暖水袋置于足部，使患者感觉舒适，血管扩张，利于散热并减轻头部出血。

4．协助患者褪去上衣，露出一侧上肢并注意保暖。

5．配置32~34℃的温水，将小毛巾浸泡在温水中。

6．将小毛巾拧干，以不滴水为宜进行擦洗。

7．上肢擦洗顺序：颈外侧至上臂外侧手臂，侧胸至腋窝至上臂内侧手掌。

8．同法擦另一侧，每侧上肢擦拭3～5分钟。

9．协助患者侧卧位，擦拭腰背部3～5分钟。

10．穿好上衣，协助患者去平卧位。

11．脱裤露出一侧下肢，擦洗方法同上。

12．下肢擦洗顺序：臀部至股外侧至足背；腹股沟至股内侧至内踝；臀下至股后侧至腘窝至足跟。

13．同法擦另一侧下肢，每侧3～5分钟。

14．协助患者穿好裤子，撤除暖水袋。

15．整理床单位，协助患者取舒适体位。

16．向患者交代注意事项，收拾用物。

17．洗手，记录护理记录单。

【注意事项】

1．擦浴时动作轻柔。

2．注意关好门窗或屏风，保护患者隐私。

3．擦浴过程中注意观察患者的反应，如发生寒战、面色苍白、呼吸异常等立即停止擦浴并为患者保暖，告知医生，遵医嘱给予对症处理。

4．注意更换及添加温水，保持水的清洁及温度。

5．及时更换衣物，注意保暖避免受凉，禁忌擦胸腹部、后颈部及足心。

6．擦浴后30分钟复测体温，如体温降至39℃以下，撤除冰袋。

第二章　小儿肾脏科护理技术

第一节　留取尿标本

【目的】

用于入院后常规标本的留取送检，泌尿系统疾病诊断和治疗监测及其他系统疾病诊断。

【评估】

1. 评估患者。

（1）双人核对医嘱。

（2）核对床号、姓名、病历号和腕带（请患者自己说出床号和姓名）。

（3）了解患者病情、年龄、意识和合作程度。

（4）向患者及家长解释检查的目的、方法及如何正确配合。

（5）观察患者外阴部有无红肿、分泌物，臀红，尿失禁及尿潴留。

2. 评估环境。安静整洁，宽敞明亮，关门窗或屏风遮挡，检查室温度适宜。

【操作前准备】

1. 人员准备。仪表整洁，符合要求。洗手，戴口罩。

2. 物品准备。治疗车上层放置小尿袋、一次性尿杯、标本留取容器、标本条形码、快速手消毒剂。以上物品符合要求，均在有效期内。治疗车下层放置生活垃圾桶、医疗废物桶。

【操作程序】

1. 核对床号、姓名、病历号和腕带（请患者自己说出床号和姓名）。

2. 隔帘遮挡患者。

3. 协助家长为患者清洗外阴。

4. 打开尿标本留取袋外包装，撕去尿标本留取袋上的不干胶纸，将圆孔对准会阴部贴紧，以免尿液漏出。塑料袋放平，勿折叠。

5. 有尿后，先取下塑料袋至于尿杯中，放于治疗车下。

6. 清洁患者会阴部及臀部，为患者兜好尿裤，整理好衣服。

7. 再次与患者核对床号和姓名，与条形码核对检查项目。

8. 将尿液倒入标本瓶，粘贴标本标签。撤去隔帘。标本及时送检。

【注意事项】

1. 尿标本必须清洁，留取标本前应充分清洁外阴部、包皮及消毒尿道口，避免混入粪便。

2. 应留取清晨第一次尿，保证尿在膀胱内停留6~8小时，留尿前尽量不要大量饮水，以免稀释尿液，影响一些项目的定量分析。

3. 容器中应尽量避免药物和各种消毒剂的存在，防止破坏标本中各种有形成分的形态及激素活性。

4. 粘贴条形码的标本，应注意将条形码竖向、严密粘贴于尿管壁上，避免横向或斜贴引起患者信息丢失。

第二节　留取尿培养

【目的】

明确尿液中的致病菌，为临床诊断和治疗提供依据。

【评估】

1. 评估患者。

（1）双人核对医嘱。

（2）核对床号、姓名、病历号和腕带（请患者自己说出床号和姓名）。

（3）评估患者（女孩）是否为月经期。

（4）评估患者病情和年龄，意识状态和合作程度。

（5）告知患者留取尿培养的目的和方法，取得患者的配合。

（6）评估患者尿道口的情况，有无肿胀、皮肤破损等。

2. 评估环境。安静整洁，宽敞明亮，关门窗或屏风遮挡，检查室温度适宜。

【操作前准备】

1. 人员准备。仪表整洁，符合要求。洗手，戴口罩。

2. 物品准备。开好的化验单，治疗车上层放置无菌培养瓶1个，手套1副，检查垫1个，无菌弯盘1个，无菌棉签3包，配置好的3%硼酸溶液。以上物品符合要求，均在有效期内。治疗车下层放置医疗废物桶、生活垃圾桶。

【操作程序】

1. 核对床号、姓名、病历号和腕带（请患者自己说出床号和姓名）。

2. 协助患者移至检查室，将一次性中单铺于检查床上。

3. 协助患者至检查床上，取平卧位，双腿屈曲外展，暴露尿道口，无菌弯盘置双腿之间，并注意保暖。

4. 污物桶放检查床下。

5. 打开无菌棉签置于弯盘内，用3%硼酸溶液充分浸润棉签，放于治疗车上。

6. 戴手套，用3%硼酸溶液浸泡会阴或阴茎15分钟，用3%硼酸棉签清洗尿道外口。

7. 诱导患者排尿，取前段尿于弯盘中。

8. 取中段尿于培养瓶中。

9. 协助患者擦净尿道口，穿好衣裤，再次核对，贴化验单于培养瓶上，送检标本。

10．向患者交代注意事项，收拾用物。

【注意事项】

1．标本采集后应立即送检，不能放置过久，以免影响检验结果。

2．培养瓶保持无菌，瓶口不被污染，以免影响检验准确性。

3．首次培养应在应用抗生素前留取。

4．操作时动作轻柔，避免或减轻患者的不适。

5．注意保暖，为患者做好遮挡，保护隐私。

6．月经未净者避免治疗。

第三节　会阴冲洗

【目的】

用于泌尿系统疾病诊断和治疗监测及其他系统疾病诊断。

【评估】

1．评估患者。

（1）双人核对医嘱。

（2）核对床号、姓名、病历号和腕带（请患者自己说出床号和姓名）。

（3）了解患者病情、年龄、意识和合作程度。

（4）向患者及家长解释检查的目的、方法及如何正确配合。

（5）观察患者外阴部有无红肿、分泌物，臀红，尿失禁和尿潴留。

2．评估环境。安静整洁，宽敞明亮，关门窗或屏风遮挡，检查室温度适宜。

【操作前准备】

1．人员准备。仪表整洁，符合要求。洗手，戴口罩。

2．用物准备。治疗车上层放置硼酸粉、一次性尿杯、口径25～20cm的洗浴盆1个、无菌纱布。以上物品符合要求，均在有效期内。治疗车下层放置生活垃圾桶、医疗废物桶。

【操作程序】

1．核对床号、姓名、病历号和腕带（请患者自己说出床号和姓名）。

2．配置会阴冲洗液浓度3‰硼酸液，温度35～38℃。

3．隔帘遮挡患者。

4．浸泡方法。男孩：将阴茎外层皮肤轻轻向上提起，将阴茎头放入3‰硼酸液浸泡，并同时用无菌棉签擦洗包皮垢。

5．浸泡方法。女孩：将整个会阴部浸泡入3‰硼酸液盆内，浸泡同时用无菌纱布轻轻擦洗会阴部。

6．浸泡时间。5～10分钟。

7．清洁患者会阴部及臀部，为患者兜好尿裤，整理好衣服。

8．再次与患者核对床号和姓名，与条形码核对检查项目。

【注意事项】

1．每日做会阴冲洗时，评估外阴情况。如有无红肿、包皮过长等。

2．住院肾脏病儿童每日做会阴冲洗两次，上、下午各1次。

第四节　手工腹膜透析

【目的】

预防感染及管路堵塞等并发症，保障腹透操作顺利进行。

【评估】

1．评估患者。

（1）双人核对医嘱。

（2）核对床号、姓名、病历号和腕带（请患者自己说出床号和姓名）。

（3）评估患儿的病情，意识状态。

（4）评估插管周围皮肤情况。

（5）评估管路的固定情况。

（6）观察引流管是否通畅。

（7）评估腹膜前后化验指标及相关体征恢复情况。

2．评估环境。紫外线消毒房间，检查室温度适宜。

【操作前准备】

1．人员准备。仪表整洁，符合要求。洗手，戴口罩。

2．物品准备。血液净化仪器1台，治疗车上层放置透析液1袋、电子加热器1个、电子秤1个、无菌纱布1包，根据需要选择注射器。以上物品符合要求，均在有效期内。治疗车下层放置医疗废物桶、生活垃圾桶。

【操作程序】

1．双人核对医嘱，确认腹透液浓度及入量。

2．按照所需要求配置、加温液体。

3．将治疗车推至患儿床旁，核对患者床号、姓名、病历号和腕带（请患者自己说出床号和姓名）。

4．打开管端纱布，拧下碘伏帽，将已准备好的透析液与外接短管相连接。

5．称量好空袋子的重量并记录。

6．打开蓝夹子，先将腹腔内液体放出。

7．记录好所放出的液体量，关闭蓝夹子。

8．称量好新配置腹透液的重量，打开进入腹腔管路的蓝夹子，将液体放入腹腔。

9．操作完毕，关闭所有管路。

10．为患儿固定好腹透外管，收拾用物。

11．治疗过程中，严密观察患儿有无腹痛等不适。

12．每天记录24小时腹透差量。

13．每天协助医生换药1次。

14．每半年更换1次外接短管。

【注意事项】

1．房间须经紫外线严格消毒，防止感染。

2．严格无菌操作，保证所有无菌物品不被污染。

3．确保腹透管无脱出和打折，保证通畅。

4．操作时动作轻柔，避免拉拽管路。

5．注意保暖，为患者做好遮挡，保护隐私。

6．准确记录出入量。

第五节　更换腹膜透析外管

【目的】

预防管端感染，保障腹膜顺利进行。

【评估】

1．评估患者。

（1）双人核对医嘱。

（2）核对床号、姓名、病历号和腕带（请患者自己说出床号和姓名）。

（3）评估患者的外接短管是否已到期。

（4）评估患者病情和年龄，意识状态及合作程度。

（5）告知患者更换腹膜外管的目的和方法，取得患者的配合。

（6）评估患者腹膜外管及钛接头的连接情况。

2．评估环境。紫外线消毒房间，检查室温度适宜。

【操作前准备】

1．人员准备。仪表整洁，符合要求。洗手，戴口罩。

2．物品准备。治疗车上层放置换药盘1个、手套2副、检查垫1个、碘伏帽1个、蓝夹子1个、无菌碘伏液1瓶、无菌外接短管1个、无菌纱布3包。以上物品符合要求，均在有效期内。治疗车下层放置医疗废物桶、生活垃圾桶。

【操作程序】

1．核对患者床号、姓名、病历号和腕带（请患者自己说出床号和姓名）。

2．协助患者移至检查室，将一次性中单铺于检查床上。

3．协助患者至检查床上，取平卧位，解开上衣，暴露腹透端口，并注意保暖。

4．铺好治疗巾，操作者带上无菌手套。

5．首先用无菌纱布包裹住钛接头上面的短管，然后用蓝夹子在无菌纱布外夹住直管，以免分开后液体流出。

6．分开外接短管和钛接头（钛接头端严禁触碰任何物品），扔掉废弃管，放于治疗车上。

7．将分离开的直管和钛接头放入碘伏液中浸泡10分钟（管端放进和拿出时严禁触碰瓶壁）。

8．更换无菌手套，在无菌纱布包裹的情况下将直管与钛接头连接，拧紧以拽拉不松动为宜。

9．将原有的外接短管的拉环拉开并扔掉，换上碘伏帽并将螺旋扣关闭拧紧。

10．检查所有环节（接口和管路），确保无误后最后松开直管上的蓝夹子。

11．收拾用物。告知患者换管后第一次放液颜色有时会呈深黄色，为碘伏所致。

【注意事项】

1．房间须经紫外线严格消毒，防止感染。

2．严格无菌操作，保证所有无菌物品不被污染。

3．注意查看换管前后的连接情况并拍照。

4．操作时动作轻柔，避免拉拽管路。

5．注意保暖，为患者做好遮挡，保护隐私。

第六节　血液净化

【目的】

预防感染及管路凝血等并发症，保障血液净化操作顺利进行。

【评估】

1．评估患者。

（1）双人核对医嘱。

（2）核对床号、姓名、病历号和腕带（请患者自己说出床号和姓名）。

（3）评估患儿的病情。意识状态。

（4）评估插管周围皮肤情况。

（5）评估深静脉的位置、固定情况。

（6）观察引流管是否通畅。

（7）评估血滤前后实验室检查指标及相关体征恢复情况。

2．评估环境。紫外线消毒房间，检查室温度适宜。

【操作前准备】

1．人员准备。仪表整洁，符合要求。洗手，戴口罩。

2．物品准备。血液净化仪器1台，治疗车上层放置换药盘1个、手套1副、检查垫1个、所需型号管路1套，所需药品无菌纱布3包，5ml注射器3个。以上物品符合要求，均在有效期内。治疗车下层放置医疗废物桶、生活垃圾桶。

【操作程序】

1．双人核对医嘱，确认血液净化模式及药品。

2. 按照所需模式要求开始安装管路。

3. 按照所需模式要求配置液体。

4. 将仪器推至患儿床旁，核对患者床号、姓名、病历号和腕带（请患者自己说出床号和姓名）。

5. 进行血液净化治疗前，先抽回血，观察管路是否通畅，并确定无血栓形成再进行血液净化操作。

6. 将仪器与患儿连接后，遵医嘱调节血流速度及超滤量。

7. 治疗过程中，每小时监测生命体征1次。

8. 治疗过程中，每小时监测血糖1次。

9. 治疗过程中，每小时记录1次血流速度及超滤量。

10. 治疗过程中，及时记录出入量。

11. 治疗过程中，严密观察伤口有无出血、管路内有无血栓形成。

12. 保持深静脉置管通畅，隔日冲管1次（按管端标注的抗凝药剂量冲管）。

13. 每周协助医生换药两次。

14. 血液净化置管有效期为1个月。

【注意事项】

1. 房间须经紫外线严格消毒，防止感染。

2. 严格无菌操作，保证所有无菌物品不被污染。

3. 确保深静脉置管无脱出和打折，保证通畅。

4. 操作时动作轻柔，避免拉拽管路。

5. 注意保暖，为患者做好遮挡，保护隐私。

6. 准确记录出入量。

第三章　小儿神经科护理技术

第一节　婴幼儿急性弛缓性麻痹便标本留取

【目的】

1. 及时发现输入性脊髓灰质炎病毒，采取措施防止病毒传播，保持无脊髓灰质炎状态。

2. 及时发现脊髓灰质炎疫苗衍生病毒及其循环，采取措施控制病毒进一步传播。

3. 评价免疫工作质量，发现薄弱环节。

4. 检测脊髓灰质炎病毒变异情况，为调整疫苗免疫策略提供依据。

【评估】

1. 评估患者。

（1）双人核对医嘱。

（2）核对床号、姓名、病历号和腕带（请患者自己说出床号和姓名）。

（3）了解患者用药史、过敏史和不良反应史。

（4）评估患者病情、意识状态、自理能力和合作程度。

（5）评估患者双下肢的肌力情况。

（6）告知患者家属留取便标本的目的和方法。

2. 评估环境。安静整洁，宽敞明亮，关门窗或屏风遮挡，检查室温度适宜。

【操作前准备】

1. 人员准备。仪表整洁，符合要求。洗手，戴口罩。

2. 物品准备。治疗车上层放置粪便盒、手套。以上物品符合要求，均在有效期内。治疗车下层放置生活垃圾桶、医疗废物桶。

【操作程序】

1. 核对床号、姓名、病历号和腕带（请患者自己说出床号和姓名）。

2. 为患者隔帘遮挡。

3. 发现患者排便后，先清洁患者臀部，为患者换上干净的尿裤，整理好衣服，整理床单。

4. 再次与患者核对床号和姓名，核对检查项目。

5. 在粪便盒外标明姓名、留取日期及时间，标本份数、来源（AFP、接触者、其他）。

6. 撤去隔帘。

7．将标本妥善保存。

【注意事项】

1．麻痹出现后14天内采集。

2．于患儿入院后的24小时内，协助患儿留取粪便，没有粪便的患儿，给予开塞露通便。

3．在留取第一份粪便后至少间隔24小时以上留取第二份粪便。

4．每份标本重量≥5克（约为标本盒的1／2），置于专用粪便盒内，−20℃保存。如果采集时，超过麻痹出现后14天，但在45天内，也要采集双份粪便标本。临床高度疑似病例，应采集3份合格粪便标本和急性脑脊液标本。

第二节　视频脑电图监测

【目的】

脑电图是一种反映脑功能状态的检查方法，具有较高的灵敏性，是神经系统疾病的重要实验室检查手段，为临床对癫痫等神经系统疾病的诊断和治疗提供依据。

【评估】

1．评估患者。

（1）双人核对医嘱及脑电图检查申请单。

（2）核对床号、姓名、病历号和腕带（请患者自己说出床号和姓名）。

（3）评估患者头发及头部皮肤情况。

（4）评估患者病情和年龄，意识状态及合作程度。

（5）告知患者视频脑电图检查的目的和方法，取得患者配合。

（6）评估患者服药及睡眠情况。

2．评估环境。关门窗，检查室温度适宜。

【操作前准备】

1．人员准备。仪表整洁，符合要求。洗手。

2．物品准备。治疗车上层放置胶布、皮尺、脑电膏、弹力帽、75%乙醇、止血钳、棉球。以上物品符合要求，均在有效期内。治疗车下层放置医疗废物桶、生活垃圾桶。

【操作程序】

1．核对患者床号、姓名、病历号和腕带（请患者自己说出床号和姓名）。

2．协助患者移至检查室，将一次性中单铺于检查床上。

3．协助患者至检查床上，取坐位，用75%乙醇棉球去除头皮脂质。

4．电极的安放找到标记点，用皮尺测量，标记。根据国际脑电图学会的建议，头皮脑电图记录常规使用10%～20%系统确定电极的位置，简称国际10-20系统。

5．核对患者腕带、床号、姓名、病历号（请患者自己说出床号和姓名）。胶布固定电极，戴弹力帽固定。

6. 睁—闭眼试验。在患者清醒状态下，令患者闭眼放松，每间隔10秒令患者睁眼10秒，如此反复3次。

7. 过度换气诱发试验。令患者闭目状态下，连续做3分钟的深呼吸，呼吸频率在20～25次／分。

8. 间断闪光刺激试验。适用一岁以上患者，协助患者取坐位，闪光灯与鼻根的距离30cm，依次在睁眼、闭眼（始终闭眼）、合眼（睁眼10秒、闭眼10秒）三种状态下刺激。

9. 在脑电图记录单上记录患儿发作时间及表现形式。

10. 摘下弹力帽、电极，协助患儿整理用物。

11. 向患者交代注意事项，洗手。

【注意事项】

1. 睁—闭眼试验时光线不宜过暗，对闭眼不合作的婴幼儿，可由家长或检查者帮助其遮盖双眼。

2. 过度换气诱发试验时，婴幼儿患者可逗引其吹纸条或吹纸风车。

3. 行脑电图前应视患者年龄情况，适当剥夺睡眠。

4. 避免使用镇静剂，以免影响脑电图结果。

第三节　保护性约束

【目的】

防止患者发生坠床、撞伤等意外，便于护理操作及对患者进行诊疗，保持某种体位限制其动作，避免碰伤肢体。

【评估】

1. 评估患者。

（1）双人核对治疗单。

（2）核对床号、姓名、病历号和腕带（请患者自己说出床号和姓名）。

（3）评估患者意识状态和合作程度。

（4）评估患者病情和年龄。

（5）评估患者能否与人沟通，有无自伤、自杀、伤人等倾向。

（6）向患儿或家长解释约束的目的并选择合适的方法。

2. 评估环境。安静整洁，宽敞明亮。关门窗，检查室温度适宜。

【操作前准备】

1. 人员准备。仪表整洁，符合要求。洗手。

2. 物品准备。治疗车上层放置约束带或大单（包单）。治疗车下层放置医疗废物桶、生活垃圾桶。

【操作程序】

1. 核对患者床号、姓名、病历号和腕带（请患者或家长说出床号和姓名）。

2．全身约束法。将大单（包单）折成自患者肩部至踝部的长度，将患者平卧于大单上；以靠近护士一侧大单紧裹患者的手足，至对侧患者腋窝处折至身下；对侧折于患者肩背下面。

3．四肢约束法。用约束带一端系于手腕、踝部，另一端系于床栏处。协助患者移至检查室，将一次性中单铺于检查床上。

4．核对患者腕带、床号、姓名、病历号（请患者或家长说出床号和姓名）。

5．向患者及家长交代注意事项，整理用物。

【注意事项】

1．约束带松紧适宜，以一指为宜。

2．使用约束带，要保持患者功能位，观察局部皮肤及末梢血运情况。

3．对持续约束患者，做到2～3小时松解一次，做好交接班。

4．对不能与人沟通，有自伤、自杀、伤人等倾向患者，应远离危险物品，离开患儿，拉好床栏。

第四节　血苯丙氨酸—四氢蝶呤负荷试验

【目的】

明确血苯丙氨酸—四氢蝶呤负荷试验结果，为临床诊断和治疗提供依据。

【评估】

1．评估患者。

（1）双人核对医嘱。

（2）核对床号、姓名、病历号和腕带（请患者自己说出床号和姓名）。

（3）评估取血部位及周围皮肤情况。

（4）评估患者病情和年龄、意识状态及合作程度。

（5）告知患者血苯丙氨酸．四氢蝶呤负荷试验目的和方法，取得患者的配合。

2．评估环境。关门窗或屏风遮挡，检查室温度适宜。

【操作前准备】

1．人员准备。仪表整洁，符合要求。洗手，戴口罩。

2．物品准备。治疗车上层放置治疗单、治疗盘、采血针6个、手套1副、检查垫1个、滤纸血片1~2张、药物苯丙氨酸粉剂、四氢生物蝶呤片，温水，小药杯。以上物品符合要求，均在有效期内。治疗车下层放置医疗废物桶、生活垃圾桶、锐器桶。

【操作程序】

1．核对患者床号、姓名、病历号和腕带（请患者自己说出床号和姓名）。

2．协助患者取合适体位，药物苯丙氨酸粉剂化在小药杯中，搅拌均匀，协助患者服用，将一次性检查垫铺于床上。

3．间隔2小时，核对患者床号、姓名、病历号和腕带（请患者自己说出床号和姓名）。协助患者暴露取血部位皮肤，75％乙醇消毒，采血直径约1.5cm至滤纸血片上，并注明时间。

4. 间隔2小时，再次核对患者床号、姓名、病历号和腕带（请患者自己说出床号和姓名）。协助患者暴露取血部位皮肤，75%乙醇消毒，采血直径约1.5cm至滤纸血片上，并注明时间。

5. 药物四氢生物蝶呤片化在小药杯中，协助患者服用。

6. 间隔2小时，核对患者床号、姓名、病历号和腕带（请患者自己说出床号和姓名）。协助患者暴露取血部位皮肤，75%乙醇消毒，采血直径约1.5cm至滤纸血片上，并注明时间。

7. 间隔2小时，再次核对患者床号、姓名、病历号和腕带（请患者自己说出床号和姓名）。协助患者暴露取血部位皮肤，75%乙醇消毒，采血直径约1.5cm至滤纸血片上，并注明时间。

8. 与上次取血间隔4小时，核对患者床号、姓名、病历号和腕带（请患者自己说出床号和姓名）。协助患者暴露取血部位皮肤，75%乙醇消毒，采血直径约1.5cm至滤纸血片上，并注明时间。

9. 与上次取血间隔16小时，核对患者床号、姓名、病历号和腕带（请患者自己说出床号和姓名）。协助患者暴露取血部位皮肤，75%乙醇消毒，采血直径约1.5cm至滤纸血片上，并注明时间。

10. 再次核对患者床号、姓名、病历号和腕带（请患者说出自己床号和姓名）。送检标本。

11. 向患者交代注意事项，收拾用物。

【注意事项】

1. 标本采集前一周避免服用抗生素。

2. 标本采集后应立即送检，不能放置过久，以免影响检验结果。

3. 操作时动作轻柔，避免或减轻患者的不适。

第五节 血酮的测量

【目的】

保证生酮饮食的顺利进行，减少或避免不良反应的出现，为临床诊断和治疗提供依据。

【评估】

1. 评估患者。

（1）双人核对医嘱。

（2）核对床号、姓名、病历号和腕带（请患者自己说出床号和姓名）。

（3）评估患者生酮饮食的效果及耐受情况。

（4）评估患者局部皮肤状况。

2. 评估环境。安静整洁，宽敞明亮。关门窗，检查室温度适宜。

【操作前准备】

1. 人员准备。仪表整洁，符合要求。洗手，戴口罩。

2. 物品准备。治疗车上层放置75%乙醇、棉签、血酮仪、血酮试纸。以上物品符合要求，均在有效期内。治疗车下层放置医疗废物桶、生活垃圾桶、利器桶。

【操作程序】

1. 核对患者床号、姓名、病历号和腕带（请患者自己说出床号和姓名）。

2. 协助患者取合适体位，用75%乙醇消毒患儿测试部位，待干。

3. 打开试纸包装取出试纸，核对号码，将试纸电极一端插入仪器插口，自动开机，插入时不要用力过大，以免折弯试纸，检查插入是否到位，仪器屏幕显示"插入"图标，随后显示"取血样"图标。

4. 核对患者床号、姓名、病历号和腕带（请患者自己说出床号和姓名）。根据测试部位表皮的厚度用自动采血针以足够深度刺入，自然流出足量血液，第1滴用棉签抹去，待第2滴自然流出的血液进行测定。

5. 将血吸到试纸专用区域后等待结果显示，血样只吸入1次。

6. 用棉签按压5分钟后，观察无出血后，取下棉签。

7. 核对患儿信息，告知所测数值，拔出试纸，仪器自动关机。

8. 整理用物，做好清洁仪器工作，放回原处备用。

9. 洗手，记录数值。

10. 向患者宣教注意事项。

【注意事项】

1. 血酮仪在下述情况时应校准：每次使用新的一盒试纸时插入试纸后按仪器"上、下箭头"键，将数值调至与试纸瓶相匹配。

2. 将试纸条保存在干燥阴凉的地方，每次使用时不要触碰试纸条的测试区，并注意其有效期。

3. 不宜采用含碘消毒剂（如碘伏、碘酒）消毒皮肤。碘酒、碘伏中的碘可与血酮试纸中的酶发生反应，产生误差。

4. 检测时不小心涂抹在其上的血液，都会影响测试结果，因此要定期清洁和保养机器，清除血渍、布屑、灰尘。清洁时，应用软布蘸清水擦拭，不要用清洁剂清洗或将水渗入血酮仪内，更不要将血酮仪浸入水中或用水冲洗，以免损坏。对测试区的清洁一定要注意，擦拭时不要使用乙醇等有机溶剂，以免损伤其光学部分。

第六节 生酮饮食热卡计算

【目的】

计算生酮饮食营养成分所需量，为患者提供治疗饮食。

【评估】

1. 评估患者。

（1）双人核对医嘱。

（2）核对床号、姓名、病历号和腕带（请患者自己说出床号和姓名）。

（3）评估患者年龄。

（4）评估患者身高和体重。

（5）评估患者饮食习惯。

（6）评估患者家庭支持系统等。

2. 评估环境。安静整洁，关门窗或屏风遮挡，检查室温度适宜。

【操作前准备】

1. 人员准备。仪表整洁，符合要求。洗手。

2. 物品准备。《中国食物成分表》、计算器、纸、笔。

【操作程序】

1. 核对患者床号、姓名、病历号和腕带（请患者自己说出床号和姓名）。

2. 根据患者年龄及体重计算总热卡：

<1岁　　80kcal／kg

1～3岁　　75kcal／kg

4～6岁　　68kcal／kg

7～10岁　　60kcal／kg

>10岁　　40～50kcal／kg或更少

3. 总热量计算。体重（kg）乘以热卡（kcal）／kg等于总热卡（kcal）。

4. 饮食单元组成。生酮饮食的组成单元是4：1的饮食单元，由4g脂肪：1g（蛋白+碳水化合物）组成。1个饮食单元含热卡40（kcal）。

2：1饮食等于22（kcal）

3：1饮食等于3l（kcal）

4：l饮食等于40（kcal）

5：l饮食等于49（kcal）

本患儿脂肪（g）等于碳水化合物加上蛋白（g）。

本患儿脂肪（kcal）等于碳水化合物加上蛋白（kcal）。

5. 每日饮食单元的数量。用总热卡（从步骤3得出）除以饮食单元所含热卡数（步骤4）。总热卡除饮食单元热卡数等于饮食单元数／天。

6. 每日脂肪供应量。每日饮食单元数乘以1个饮食单元中脂肪（g）数等于脂肪（g）／天。

7. 每日蛋白加上碳水化合物供应量。每日饮食单元数乘以1个饮食单元中蛋白及碳水化合物（g）数等于蛋白g加上碳水化合物／天。

8. 每日蛋白需求量（g）／天由营养师计算。

9. 每日碳水化合物需求量蛋白加上碳水化合物需求量（g）减去蛋白需求量（g）等于碳水化合物需求量（g）。

10. 根据《中国食物成分表》选择合适的食材，计算出每种食材的需要量。

【注意事项】

1．将全天脂肪、蛋白、碳水化合物均分为3～4顿饮食，每餐均应保持正确比例。

2．生酮饮食比例选择依据患儿年龄、耐受度、季节而选择：年龄较小、耐受度差的患儿应选择低比例，夏季也应选择低比例。

3．每日补充钙剂600mg（无糖）及多种维生素及微量元素。

4．如需给予药物需使用无糖制剂。

第四章 新生儿常见疾病与护理

第一节 新生儿呼吸窘迫综合征及护理

新生儿呼吸窘迫综合征（RDS）又称新生儿肺透明膜病（HMD），系因肺表面活性物质不足以及胸廓发育不成熟导致，主要见于早产儿，也可能见于多胎妊娠、糖尿病母亲婴儿、剖宫产后、窒息等。肺外导致RDS的原因包括感染、心脏缺陷（结构或功能）、冷刺激、气道梗阻（闭锁）、低血糖、颅内出血、代谢性酸中毒、急性失血以及某些药物导致。新生儿期肺炎通常是因为细菌或病毒引起的呼吸窘迫，可以单发也可以合并RDS。

【病理生理】

本病的发生主要是因为早产儿的肺还未发育成为足以完成气体交换功能的器官，早产儿肺结构和功能上的不成熟是RDS发生的主要原因。肺泡隔的伸展可以增加肺的表面积，但因为最终肺泡隔的伸展发生在孕晚期，故早产儿的肺泡是未发育完全、无法张开的。另外，胎儿的胸壁软骨为主，顺应性过高，呼吸肌中占主导作用的膈肌又易于疲劳，故易发生RDS。

从功能上说，胎儿肺缺乏肺表面活性物质（PS）。PS主要为Ⅱ型上皮细胞产生，主要成分为卵磷脂和磷脂酰甘油等。胎儿在胎龄22~24周时产生，量不多，随着胎龄增长，逐渐产生增多，但是Ⅱ型上皮细胞直到孕36周时才完全成熟。肺表面活性物质像洗涤剂可以降低液体表面张力，保证肺泡和气管通畅，保证肺以较低的肺泡内压力保持均匀地张开。肺表面活性物质不成熟的结果是严重损伤呼吸的有效性。该物质缺乏时，吸气时肺泡充盈不均匀，呼气时肺泡不同程度塌陷。缺少肺表面活性物质时，新生儿维持肺张开的能力减弱，从而每次呼吸时呼吸做功都需要增加以使肺泡再张开，据评估，缺乏肺表面活性物质的新生儿每次呼吸需要的负压是60~75cm，就像出生时第一次呼吸需要的压力。随着每次呼吸做功的增加，新生儿逐渐疲劳，每次呼吸时能够张开的肺泡越来越少，无法保证肺扩张，从而导致大面积的肺不张发生。

肺泡缺少稳定性（不能保证功能残气量），肺逐渐不张，肺血管阻力增加，结果到肺组织的血流减少，增加的肺血管阻力又使肺部分返回到胎儿循环状态，通过动脉导管和卵圆孔的右向左分流增加。肺充盈不足、通气不足产生低氧血症和高碳酸血症。肺部小动脉对于缺氧非常敏感，同时因为pH的下降进一步增加了肺血管的痉挛。血管收缩导致了肺血管阻力增加，而正常通气时，足够的氧浓度使动脉导管收缩闭合，肺血管扩张从而降低肺血管阻力。

而缺氧时启动了无氧糖酵解，使得乳酸的产生增加，进而导致代谢性酸中毒的发生。不张的肺使呼吸清除二氧化碳的功能减弱，产生呼吸性酸中毒。低 pH 引起进一步的血管收缩。肺循环减少，肺泡充盈差，PaO_2 持续下降，pH 下降，肺表面活性物质生成需要的原料无法正常循环至肺泡从而导致恶性循环。

RDS 早期发现的肺部水肿也会损伤到换气功能。促进液体积累在肺部的原因包括因缺氧导致的肾功能差，液体量过多摄入以及 PDA，因为乳突肌坏死导致的左心功能不全，低血浆蛋白、低血浆胶体渗透压，使肺泡表面张力增加，肺间质液体转至肺泡间隙，易发生氧中毒，血浆加压素增加。肺间质气肿可能在发生 RDS 以及肺不成熟的早产儿中多见，是远端小气管过度膨胀的结果。这使得不成熟气管的氧合过程复杂化。

透明膜的形成是缺氧和肺血管阻力的增加引起的液体渗出至肺泡，渗出液中受损肺泡的坏死细胞和纤维素沿肺泡形成一层膜影响了气体交换，这层膜通过减少肺扩张以及顺应性引起呼吸困难，因为肺组织的弹性特点，吸气期间一定量的压力只能引起肺的部分扩张。受影响的肺顺应性差，获得相同的扩张，需要更多的压力。

【临床表现】

多见于早产儿，生后 4~6 小时内出现逐渐加重的呼吸困难，呼吸逐渐增快（>60次／分）。婴儿表现出吸凹胸骨上、胸骨下、肋上缘、肋下缘、肋间隙，主要是因为胸壁顺应性大，胸壁肌力弱，肋骨含软骨较多的结构，肋弓弹性异常，导致肋间隙吸凹明显。随后几小时，呼吸频率继续增快（到 80~120 次／分），新生儿表现出疲劳，在 RDS 时，新生儿增加呼吸频率而不是增加呼吸深度。胸骨下缘吸凹更为明显，膈肌做功增加试图弥补萎陷的肺部。患儿伴有呻吟，以增加肺部呼气末压力从而保持肺泡扩张，进行短暂的气体交换。呼吸困难还可见到鼻翼扇动。右向左分流时出现面色青紫，供氧也不能缓解。缺氧严重时四肢肌张力低下。听诊肺部呼吸音减低，吸气时可闻及细湿啰音。生存 3 天以上的患儿恢复希望较大。本症也有轻型，起病较晚，可延迟至生后 24～48 小时，呼吸困难较轻，无呻吟，无右向左分流，3~4 天后好转。

【诊断检查】

1. X 线检查。NRDS 早期两侧肺野透亮度普遍减低，可见均匀分布的细小颗粒和网状阴影；支气管有充气征，严重时肺不张扩大至则整个肺，肺野呈毛玻璃样，支气管充气征明显，肺野呈"白肺"。

2. 血气分析 PaO_2 下降，$PaCO_2$ 升高，pH 降低。

【治疗原则】

RDS 的治疗包括了早产儿需要的一切处理。相关处理措施包括：①保持足够的通气，保证氧合，可使用 CPAP（continuous positive airway pressure,CPAP）、头罩或呼吸机；②保持酸碱平衡；③保持适中性温度环境；④保持足够的组织充盈和氧合；⑤预防低血压；⑥保持足够的液体量，电解质，呼吸增快时避免进行喂养，防止吸入的危险。

RDS 患儿平稳的指标包括：①吸入空气即可或 $SPO_2 \geqslant 90\%$；②呼吸频率 <60 次／分；③血 pH $\geqslant 7.35$。

【患儿的护理及管理】

护理RDS患儿应该包括对高危新生儿的所有的观察和干预措施。另外，护士需要关注呼吸治疗相关的复杂问题，关注低氧血症和酸中毒对RDS患儿的威胁。护士需要掌握治疗患儿所需要的仪器，并能及时发现仪器功能上存在的问题。最重要的护理是持续观察和评估患儿对治疗的反应。因为患儿的病情变化非常快，氧浓度以及呼吸机参数的调整都要以血气分析的结果、SPO_2和血氧饱和度的监测值为依据。

1. 用氧的护理。护士需要对氧气用量进行管理，例如FiO_2，应根据血氧饱和度和（或）直接或间接的动脉血氧分压进行调整。采血可使用毛细管采足后跟的静脉血进行pH和$PaCO_2$的确定，但PaO_2不准确。持续血氧饱和度监测，至少每小时记录一次。每次调整呼吸机参数后都需要监测血气分析结果。

2. 保持呼吸道通畅。吸入氧气应加温湿化。气管内分泌物会影响气体流速，也可能堵塞管道。及时清除呼吸道分泌物，按需吸痰，吸痰时需要进行患儿的评估，包括听诊肺部痰鸣音、氧合变差的表现、气管插管管壁分泌物显现、患儿烦躁等。吸痰时应注意动作轻柔，回抽时应间歇性放开压力，吸痰管堵塞气管的时间不应超过5秒钟，因为持续吸引的过程会导致肺部气体随分泌物吸出而加重缺氧。有条件的情况下尽可能使用密闭式吸痰管，对于吸痰时血氧、血压、心率容易波动的患儿尽可能采用密闭式吸痰法。吸痰的目的是保持气管通畅而不是保持支气管通畅，故吸痰管不应插入过深，当吸痰管超过气管插管末端时极易损伤气管隆突。应采用测量法预先确定吸痰管应插入的深度。

3. 体位护理。有利于患儿开放气管的体位是侧卧位、垫小毛巾卷使头部抬高，或者给予仰卧位，肩下垫毛巾卷使颈部轻微拉伸，使头部处于鼻吸气的位置，颈部过度拉伸或过度屈曲时都会导致气管直径变小。同时可以给患儿使用水床，常规观察患儿的皮肤情况。

4. 持续气道正压通气（CPAP）的护理。放置鼻塞时，先清除呼吸道及口腔分泌物，清洁鼻腔。鼻部采用"工"形人工皮保护鼻部皮肤和鼻中隔。在CPAP氧疗期间，经常检查装置各连接处是否严密、有无漏气。吸痰时取下鼻塞，检查鼻部有无压迫引起皮肤坏死或鼻中隔破损等。每小时观察CPAP的压力和氧浓度，压力$4\sim8cmH_2O$，氧浓度根据患儿情况逐步下调，当压力$<4\ cmH_2O$，氧浓度接近21%时，需考虑是否试停CPAP。

5. 气管插管的护理。采用经口或经鼻插管法，妥善固定气管插管以避免脱管，每班测量并记录置管长度，检查接头有无松脱漏气、管道有无扭转受压。湿化器内盛蒸馏水至标准线刻度处，吸入气体用注射用水加温湿化，使吸入气体温度在$36.5\sim37℃$，以保护呼吸道黏膜、稀释分泌物有利于分泌物排出。每次吸痰操作前后注意导管位置固定是否正确，听诊肺部呼吸音是否对称，记录吸痰时间、痰量、性状和颜色，必要时送检做痰培养。

6. 使用PS的护理。通常于出生后24小时内给药，用药前彻底清除口、鼻腔及气管内的分泌物，摆好患儿体位，再将PS放置暖箱内溶解、滴入，滴完后给予复苏气囊加压通气，充分弥散，然后接呼吸机辅助通气，并严密监测血氧饱和度、心率、呼吸和血压变化。若患儿出现呼吸暂停、PaO$_2$及心率下降应暂停注药，迅速给予复苏囊加压给氧，注意压力不可过大以免发生气胸，使药液快速注入肺内，直至恢复稳定状。重新注药时须确定气管插管位置正确后再操作，使用后需记录PS批号。呼吸机辅助通气的患儿使用PS后需将呼吸机参数适当下调。

7. 营养和热量供给。按医嘱予以静脉全营养液（TPN）治疗。采用PICC或者UVC输入TPN（做好导管护理），微量注射泵控制输入速度。加强巡视，防止TPN渗出而引起皮肤坏死。

8. 做好口腔护理可采用无菌水进行口腔内清洁。严格执行消毒隔离规范，严格无菌操作。

第二节　新生儿感染性肺炎及护理

感染性肺炎是新生儿常见疾病，也是引起新生儿死亡的重要病因，据统计，围产期病死率可达5%～20%，可发生于宫内，分娩过程中或出生后，由细菌、病毒或霉菌等不同病原体引起。

【病因】

1. 产前感染性肺炎。宫内感染性肺炎（先天性肺炎）是一个严重疾病，系通过羊水或血行传播发病，其病理变化广泛，临床表现与出生后肺炎不同，常与产科因素密切相关。宫内感染的途径包括吸入污染的羊水，羊膜早破24小时以上或绒毛膜羊膜炎污染羊水。孕母阴道内的细菌（如李斯特菌、GBS和金黄色葡萄球菌等）和真菌、病毒、支原体、衣原体等上行感染羊膜，胎儿吸入污染的羊水而产生肺炎。诱因为早产、滞产、阴道指诊过多等。也可血行播散至肺部，孕母在妊娠后期受到病毒、原虫等感染，本人可无症状，但病原体可通过胎盘屏障，经血行传播给胎儿，使胎儿发生脑，肝，脾及肺等全身性多脏器感染。

2. 产时感染性肺炎。胎儿在分娩过程中吸入孕母阴道内被病原体污染的分泌物而发生肺炎，或因断脐引发血行感染。

3. 产后感染性肺炎。新生儿出生后感染性肺炎发生率最高，通过接触、血行、医源性传播，病原体可以是细菌，以金黄色葡萄球菌、大肠埃希菌为多见。病毒以呼吸道合胞病毒、腺病毒感染多见，见于晚期新生儿。易发生流行，同时继发细菌感染。出生后亦可发生CMV感染，病情比宫内感染轻。其他病原体包括卡氏肺孢子虫、解脲脲原体、衣原体等。

【病理生理】

肺炎时，由于气体交换面接触减少和病原体的作用，可发生不同程度的缺氧和感染中毒症状，如低体温、反应差、昏迷、抽搐以及呼吸、循环衰竭。可由毒素、炎性细胞因子、缺氧及代谢紊乱、免疫功能失调引起。缺氧的发生机制为小气管因炎症、水肿而增厚，管腔变小甚至堵塞。由于新生儿出生后肺尚未发育成熟，毛细支气管径小，气道阻力增高，再加出生时窒息，肺膨胀不全，更易堵塞。同时，由于呼气阻力高于吸气阻力，气流排出受阻，可引起肺气肿。如小支气管完全堵塞，则可引起肺不张，可使肺泡通气量下降，通气／血流比例失调及弥散功能障碍，结果导致低氧血症，二氧化碳潴留。另外，当细胞缺氧时，组织对氧的摄取和利用不全，加上新生儿血红蛋白、2，3–二磷酸甘油酸低，易造成组织缺氧，以及酸碱平衡失调，胞质内酶系统受到损害，不能维持正常功能，可引起多脏器炎症性反应及功能障碍，导致多功能衰竭。

【临床表现】

1. 产前感染性肺炎。新生儿出生时常有窒息史，复苏后呼吸快，常伴呻吟、憋气，呼吸暂停，体温不稳，黄疸等，无咳嗽。体征：反应差，约半数可有啰音，呼吸音粗糙或减低。严重病例出现发绀，呼吸衰竭。有时抽搐、昏迷，但不一定有颅内病变，少数病例可有小头畸形，颅内钙化灶。合并心力衰竭者心脏扩大，心音低钝，心率快，肝脏增大。常并发DIC、休克、PPHN、肺出血等。

2. 产时感染性肺炎。分娩时的感染须经过一定潜伏期才发病。如Ⅱ型疱疹病毒感染在分娩后5~10天出现症状，开始为皮肤疱疹，后出现脑、肝、脾、肺等脏器受累症状与体征。肺炎的症状有呼吸暂停、肺部啰音等，严重者出现呼吸衰竭。衣原体肺炎常在生后3~12周发病。细菌感染发病多在生后3~5天内，可伴有败血症。

3. 产后感染性肺炎。可以有发热、少吃、反应低下等全身症状。呼吸系统表现有咳嗽、气促或呼吸不规则、鼻翼扇动、发绀、三凹征、湿啰音、呼吸音降低等。呼吸道合胞病毒性肺炎可表现为喘息、肺部听诊可闻哮鸣音。衣原体肺炎病前或同时有眼结膜炎。金黄色葡萄球菌肺炎合并脓气胸。

【诊断检查】

1. X线表现。细菌性和病毒性肺炎在X线胸片上不易区别，常见表现为：①两肺广泛点状浸润影；②片状、大小不一、不对称的浸润影，常伴有肺气肿、肺不张；③两肺弥漫性模糊影，阴影密度深浅不一，以细菌性感染较多见；④两肺门旁及内带肺野间质索条影，可伴散在的肺部浸润及明显肺气肿及纵隔疝，以病毒性肺炎较多见。

2. 鼻咽部分泌物细菌培养、病毒分离和荧光抗体、血清特异性抗体检查有助于病原学诊断。X线在不同的病原感染时有所不同，细菌性肺炎表现为两肺弥漫性模糊影，或点片状浸润影，病毒性肺炎以间质病变或肺气肿多见。

3. 血气分析。判断有无呼吸衰竭，血液生化检查了解有无肝肾功能损伤，心肌酶谱异常及电解质紊乱。

【治疗原则】

1. 供氧及加强呼吸管理。雾化吸入、定期翻身拍背，及时吸净口鼻分泌物，保持呼吸道通畅。供氧，使血PaO_2维持在6.65~10.7kPa（50~80mmHg），不高于13.33kPa，以防氧中毒。氧需先加温、湿化后供给。当肺炎伴Ⅰ型呼吸衰竭用持续呼气末正压给氧（CPAP），病情严重或Ⅱ呼吸衰竭作气管插管和机械通气，注意呼吸机并发症，适时停机。

2. 胸部物理治疗。包括体位引流，胸部叩击／震动。体位引流：根据重力作用的原理，通过改变体位的方法，促使肺部分泌物从小支气管向大的支气管方向引流。

体位引流适用于呼吸道分泌物多及肺不张的患儿，每2小时更换体位一次。俯卧位有利于肺扩张及分泌物引流，改善氧合。胸部叩击是应用无创性的叩击器或医护人员的手指手掌紧贴患儿胸壁（手指方向与肋间平行）。在新生儿呼气时，通过上肢和肩部肌肉有节奏的紧缩，引起手掌的震动，促使分泌物排出，创伤比叩击小，效果相似。

3．抗病原体治疗。细菌性肺炎可参照败血症选用抗生素，静脉给药疗效较佳。原则上选敏感药物，但肺炎的致病菌一时不易确定，因此多采用青霉素类和头孢菌素，根据病情选用其他药物，重症或耐药菌感染者可用第3代头孢菌素；李斯特菌肺炎可用氨苄西林；衣原体肺炎首选红霉素；病毒性肺炎可选用利巴韦林或干扰素物化吸入治疗。单纯疱疹性肺炎可用阿昔洛韦；巨细胞病毒性肺炎可用更昔洛韦。

4．供给足够的营养及液体。喂奶以少量多次为宜。供应热量不足，可予静脉营养。输液勿过多过快，以防心力衰竭、肺水肿。

5．对症治疗。脓气胸时立即抽气排脓或胸腔闭式引流。

【患儿的护理及管理】

1．保温。针对患儿体温不升、四肢厥冷，用暖箱保暖，每0.5小时监测一次体温，同时室温保持在24~26℃，相对湿度在55%~65%，体温过高，采用物理降温法，每半小时监测一次体温。

2．吸氧。患儿出现呼吸急促或呼吸困难偶有暂停、面色发绀或苍白，立即给予氧气吸入，一般采用鼻导管吸入法（早产儿可加用空氧混合吸入），病情严重时用面罩或头罩吸氧法（早产儿除外），氧气经过湿化，使温度达到31~34℃为宜。随时观察缺氧改善情况，如呼吸、面色及口唇情况，如缺氧已纠正，应改为间断吸氧，持续缺氧可导致肺组织充血、水肿，肺泡毛细血管增生及肺不张，氧中毒的病理改变。

3．保持呼吸道通畅。使患儿采取侧卧位，头偏向一侧，利于呼吸道分泌物的排出。肺炎患儿呼吸道黏膜充血、渗出，加之新生儿气管狭窄、血管丰富，很容易被分泌物阻塞，引起窒息。因此要勤吸痰，但动作要轻柔，以免损伤呼吸道黏膜，吸痰时如果患儿痰液黏稠，不易吸出，可轻轻叩背，通过振动，促进痰液排出。叩击应在喂养或吸痰前30~45分钟改变体位后进行，操作时可适当提高FiO$_2$ 10%~15%，持续时间不超过10分钟。叩击器边缘均要接触胸壁，以免漏气。叩击速度为100~120次／分，每次提起叩击器2.5~5cm，每次叩击1~2分钟，每部位反复6~7次。当叩击震动治疗出现呼吸困难、发绀、呼吸暂停、心动过缓时应停止叩击，予吸痰、吸氧，待症状消失后再予叩击。但下列情况下不宜进行：①机械通气的前48~72小时内及ELBW儿；②应用呼吸机高氧、高通气时，此操作会影响通气效果；③胃管喂养后30分钟内。

4．雾化吸入。每天对新生儿肺炎的患儿行雾化吸入，在雾化液中加入支气管扩张剂及相应的抗生素，使药随吸气吸到较深的终末支气管及肺泡，对消炎、止咳化痰、湿润气管有较好的效果，并可解除支气管痉挛，改善通气功能，起到较好的治疗作用，有利于痰液吸出。

5．建立静脉通道。按治疗方案有次序地输入液体，液体量要准确。输液要采用输液泵控制速度，不可过快或过慢，过快易造成肺炎患儿循环血量突然扩大，而导致心力衰竭和肺水肿，过慢液体量不能保证。

6．合理喂养。新生儿热量储备低，在病理情况下，反射及反应低下，食欲及胃纳功能低下，进乳少，同时，病理情况下的机体热量消耗很快，易造成患者低血糖及低蛋白血症。为了供给足量营养和水分，增强机体抵抗力，可根据情况采用经口喂养，口服时注意发生呛咳和溢奶，如病情严重、吞咽反射差，拒乳或呛咳严重，应给予管饲，逐渐增加奶量，到恢复期，每次喂奶可30~50ml，每3小时1次，喂奶后轻轻叩背，使胃中空气排出，以免发生溢奶。

7．对症护理。要做好各项护理，如脐部和臀部护理、口腔护理、皮肤护理，并特别注意预防并发症的护理。肺炎患儿反应低下，应经常给患儿更换体位，以免长期睡一侧易致肺不张。常用温水洗臀部及受压部位，保持皮肤清洁。每天洗澡后，用乙醇棉球擦洗脐部，预防感染，长期使用抗生素，患者易出现鹅口疮，需用制霉菌素甘油涂口腔，每天4~6次，直至愈合。

8．各种药物的护理。重症肺炎心力衰竭使用洋地黄制剂时注意听心率，<100次/分时应停止使用，每次服药前应听诊做好记录，注意观察洋地黄制剂的不良反应，包括对小便量的观察，有无呕吐、心律失常等。其他保护心肌的药物（如磷酸肌酸钠）等应按时使用，且宜采用微泵缓慢输入。

9．呼吸机患儿的护理。注意监测患儿血气结果，做好记录，根据结果调整参数，抽血气前应给予患儿充分吸痰。正确记录患儿气管插管深度，注意观察有无脱管。及时处理呼吸机报警，并及时去除呼吸机管道内积水。如有NO吸入患儿，正确记录NO吸入浓度的监测结果，并注意血气分析中高铁血红蛋白浓度，过高可引起氧合血红蛋白减少，同时对使用NO的患儿需监测有无肺出血发生，一旦气管插管内吸出血性分泌物，须引起警惕，通知医师，并及时调整MAP（平均气道压），使用止血药物。

【呼吸道合胞病毒感染性肺炎】

超过50%伴有慢性肺病／支气管肺发育不良的婴儿在生命的前两年反复住院，通常伴有呼吸道病毒感染。在年幼的孩子中呼吸道合胞病毒是引起肺炎、毛细支气管炎及中耳炎的主要原因。这在伴有慢性肺病／支气管肺发育不良或先天性心脏病的小于6个月的早产儿和年幼的孩子（2岁或更小）中增加了发病率及死亡率。呼吸道合胞病毒是季节性感染，发生在冬季（10~12月）至早春（3~5月）。呼吸道合胞病毒感染可通过教育家长及疫苗使用来预防。家长们应该注意以下一些感染控制的原则：

1．实行良好的手卫生（清洗，使用手刷子）。

2．清洁婴儿的床单位，玩具，经常玩耍的区域；婴儿的个人物品不被共享（如被子、瓶子、奶嘴）。

3．限制接触婴儿（没有感冒者）。

4．避免去人群密集地（如日托、购物场所、幼儿园、儿童聚会）。

5．减少或消除日托，或只照顾一至两个孩子的日托。

6．避免接触二手烟烟雾。

7．所有高风险的婴儿接种疫苗从6个月开始，以及所有他们接触的人。

8．每月推荐接种呼吸道合胞病毒的疫苗帕利珠单克隆抗体。使用疫苗的结果是呼吸道合胞病毒感染住院率为1.3%，在家庭式护理预防与注射剂下甚至更低。小于32周胎龄、慢性肺病、先天性心脏病、先天性气管畸形和严重的神经肌肉疾病的具有更高的住院率。

第三节　新生儿支气管肺发育不良及护理

支气管肺发育不良（BPD）是一种慢性肺疾病（CLD），指早产儿在校正胎龄36周时仍需依赖氧气。轻度 BPD不再需要额外的氧气，中度BPD需要的氧气浓度<30%，重度BPD需要的氧浓度≥30%和（或）需要使用CPAP或呼吸机支持。

【病因及发病机制】

1．急性肺损伤。氧中毒、机械通气时压力伤和容量伤可引起急性肺损伤。细胞和间质损伤导致促炎性细胞因子（1L-β、IL-6、IL-8、肿瘤坏死因子 TNF-a）释放，继发性引起肺泡通透性的改变，炎性细胞因子聚集到肺间质以及肺泡间隙，进一步损伤蛋白酶、氧化剂和特殊趋化因子引起炎性细胞聚集，水和蛋白漏出。气管和血管张力发生改变。肺泡的进一步成熟被迫停止，肺实质受到影响，导致气肿改变。损伤的纤毛系统不能将脱落的细胞和分泌物彻底清除，导致周围气管的不均匀阻塞，引起局部肺泡萎陷或过度通气，近侧气管扩张。BPD患儿的尿中铃蟾素样蛋白（神经内分泌细胞产生的促炎性细胞肽类）水平升高。在肺泡表面活性物质治疗后的时期，新的BPD表现为平均孕周低于28周、体重低于1000g，最主要的原因为肺泡化受阻。

2．慢性肺损伤时期肺间质纤维化，细胞增生，生长因子和细胞因子过度释放，无法恢复。间质液体清除受阻，肺内液体潴留。气管肌化和高反应性明显，表现为肺顺应性降低，气道阻力增高，气体交换受损，通气-灌流不匹配，气体潴留。

3．可能引起BPD的因素还包括：①肺结构发育不成熟；②抗氧化酶活性不足；③早期过多静脉液体输注；④通过PDA持续左向右分流；⑤宫内或围产期感染，解脲尿支原体与早产儿BPD有关，宫内感染沙眼衣原体或其他病毒也与BPD有关；⑥家族性气管高反应性；⑦肌醇清除增加，降低肺泡表面活性物质合成或损伤肺泡表面活性物质代谢；⑧血管加压素增加，心房钠尿肽减少，改变肺和体循环。

【临床表现】

BPD可分为四期：①第1期以原发病为主要症状，表现为呼吸急促，动脉血气显示低氧血症、高碳酸血症，呼吸性酸中毒的代谢性补偿；②第Ⅱ期再生期，临床需氧量增加明显，临床症状无好转，有吸凹以及发绀；③第Ⅲ期为BPD早期，可不用呼吸机，但氧浓度需在0.4~0.6，严重者需依赖呼吸机；④第Ⅳ期为慢性BPD期，患儿有慢性肺功能不全表现，必须依赖呼吸机生存。呼吸急促伴吸凹，听诊肺部啰音。可继发感染、肺动脉高压以及肺心病等并因此死亡。

【诊断检查】

1．胸部X线摄片。BPD早期，第1期表现与 RDS相同。第Ⅱ期显示两肺野密度普遍增加，心缘模糊。第Ⅲ期肺野有小圆形蜂窝透明区，早期过度膨胀。第Ⅳ期肺过度膨胀伴有大的透明区域散布有条索状高密度影。不是所有的BPD都会发展到第Ⅳ期，也可能直接从第1期到第Ⅲ期。新BPD与第Ⅱ期联系密切，情况继续变化，也会继续恶化。

2．心脏评估。应排除非肺部原因的呼吸衰竭，心电图能够显示肺源性心脏病时逐步恶化的右心室肥大。左心室肥大可能导致体循环压力增加，心脏超声可以显示左向右分流，也能发现肺动脉高压，当氧合较好时可以避免双室衰竭以及肺动脉高压。

3．肺功能。呼吸系统阻力增加、动力性肺顺应性降低是BPD的特点。在生后1年内肺功能检查显示呼出气流减少，功能残气量增加，剩余气量增加，增加剩余气量与总肺容量的比值，肺扩张剂反应，轻度．中度气流阻塞、气体潴留以及气管反应增加。

【治疗原则】

NICU的治疗目标是减少进一步的肺损伤（压力伤、容量伤、氧中毒、感染），补充营养，减少氧气的使用。

1．呼吸支持治疗。早期使用CPAP可以减少气管插管的机会，如果能及时从机械通气过渡到CPAP也是较好的策略，可以降低BPD的发生。采用气管插管时应使用小潮气量（3~5ml/kg），同时应使用患儿触发的模式、压力支持同步呼吸模式等，由患儿触发的呼吸模式可以降低BPD。避免过度通气（保持$PaCO_2 > 55mmHg$，$pH > 7.25$），保持氧饱和度SaO_2 88%~93%,PaO_2 60~80mmHg。不常规使用高频通气模式，证据表明，高频通气并不能预防高危儿BPD的发生。

2．氧气吸入。保持$PaCO_2$大于55mmHg。有研究表明，孕28周以内的早产儿维持氧饱和度85%~89%相比91%~95%的早产儿死亡率高，并没有降低BPD的发生。患儿安静、睡眠、喂养时SaO_2应大于90%。

3．肺泡表面活性物质。晚期肺泡表面活性物质的产生因为BPD而受影响。

4．PDA。对于呼吸功能不全无法撤离呼吸机的PDA患儿应积极治疗。

5．液体管理。BPD能量消耗多，耗氧量也大增，生长发育落后，应给予足够热卡。早期应限液，保证尿量大于1ml/（kg·h），血浆钠浓度140~145mmol/L。注意监测尿量。由于肺水肿为支气管肺发育不良改变，故应对液体适当限制，可根据早产儿日龄的生理需要量适当减少液量，监测血清电解质并适当补充，维持其在正常水平。在保证水电解质平衡的基础上，适当使用利尿药有助于改善肺顺应、阻力、分钟通气量、肺泡通气量，减少氧的需要，缩短呼吸机应用时间，常使用呋塞米每次1mg/kg，每天两次。

6．支气管扩张药。由于支气管痉挛肺阻力增加，可用茶碱降低呼吸道阻力，剂量为2mg/kg，每12小时静脉滴注一次。当茶碱无效时可选用以下支气管扩张药雾化吸入：①异丙肾上腺素：1% 0.25ml雾化吸入5分钟；②异基异丙肾上腺素：1% 0.25ml雾化吸入5分钟；③硫酸沙丁胺醇：0.02mg/kg溶于1.5ml生理盐水中，雾化5~10分钟；④异丙托溴铵：2.5mg/kg溶于1.5ml生理盐水中，雾化10~15分钟；⑤阿托品：0.08mg/kg溶于2ml生理盐水中，雾化10~15分钟；⑥地塞米松：可增加肺泡表面活性物质合成，稳定溶酶体及细胞膜，增加β-肾上腺素能神经活性，松弛支气管痉挛，减轻炎症反应及肺和支气管水肿，增加血清维生素A水平。使肺顺应性及阻力下降，有利于降低氧及机械通气需要。缩短吸氧及机械通气时间，通常使用地塞米松0.3~0.5mg/（kg·d），分两次静脉注射3天。使用地塞米松应注意高血压、应激性溃疡、感染扩散、蛋白分解增加致生长发育迟缓等副作用。

7. 静脉丙种球蛋白400mg/（kg·d）静脉注射，连用3~5天。

【患儿的护理及管理】

1. 合理氧疗。避免过多高浓度氧以减少BPD的发生危险，应尽可能给予低流量氧气吸入。在有血氧饱和度仪监测及血气分析监测下，一般早产儿经皮测血氧维持在88%~93%即可。为避免患儿对氧产生依赖，可采取低流量间断吸氧法，过渡到停止吸氧。在患儿肺部感染得到控制时，可采取空氧混合仪低流量吸氧。患儿在此期间如能维持正常血氧饱和度且无发绀、气促表现，可逐渐撤氧。因吃奶时用力较大，体能消耗大，早产儿肺部发育不良，肺换气功能受阻而引起缺氧症状，故吃奶时予以低流量吸氧并采用间歇喂养法（pacing）达到缓解缺氧症状的目的，此期如能适应则能顺利停氧。

2. 早期喂养。为预防BPD的发生，对早期的 BPD患儿实施营养支持是必需的，对喂养困难的患儿应早期给予微量喂养。所谓早期喂养就是对早产儿生后24小时内即可开始开奶，有条件者尽量使用母乳喂养。母乳缺乏者选择适宜早产儿的配方奶，根据小儿胃肠耐受情况逐渐加奶，一般每天每次所加奶量不超过20ml/（kg·d）。选择合适的喂养方式，患儿纠正胎龄<32周时可完全管饲喂养。纠正胎龄达到32周时应开始训练吸吮力。从全管饲改为部分管饲，逐步过渡到自行经口吸吮。

3. 呼吸管理。BPD的发生与肺部感染及呼吸机使用密切相关，因此加强呼吸道管理是预防BPD行之有效的办法，正确的体位和恰当的吸痰是保持呼吸道通畅的重要环节。通过临床实践，早产儿多取俯卧位有助于减轻心脏对肺的压迫而缓解肺的局部受压，改善通气与血流情况，还有利于肺内分泌物的引流。如患儿听诊肺部有痰鸣音时应给予拍背排痰，拍背时力度要轻柔，以不引起背部摆动为宜，拍背时间要短，拍背时观察患儿面色、呼吸等情况。吸痰时压力为8~10kPa，时间不宜过长（不超过10秒），不要反复多次吸引，吸痰管前端宜刚超过气管导管前端，避免导致气管损伤。积极改善通气，纠正低氧，做好呼吸道管理，及时清除呼吸道分泌物，解除气道梗阻，降低通气阻力，可缩短呼吸机的使用时间，从而减少BPD发生的风险。

4. 基础护理。BPD患儿早期出现并发症较多，加强基础护理尤显重要，按照早产儿的护理进行。

5. 健康教育。BPD一般发生于早产儿，早产儿住院时间长，易出现喂养困难及各种并发症，住院费用高，家长担忧患儿预后，承受着经济与精神的双重压力。应评估患儿家庭功能状况并给予照护者心理支持。如患儿病情稳定，可采用母婴同室，让家长与护士共同护理患儿，护士以言传身教的方法帮助家长树立信心。指导家长学习基础护理，如体温测量、喂养技巧、新生儿抚触及相关疾病知识。

第四节　新生儿咽下综合征及护理

咽下综合征主要特点为生后即出现呕吐，进食后呕吐加重，呕吐内容物为羊水也可带血，持续1~2天后多自愈。

【病因】

分娩过程中，胎儿如吞入羊水量过多，或吞入被胎粪污染或已被感染的羊水，或含较多母血的羊水，均可刺激新生儿的胃黏膜，引起呕吐，多见于难产、窒息、过期产的新生儿。

【临床表现】

常于生后未开奶即出现呕吐，呕吐物为泡沫黏液样，有时带绿色，为被胎粪污染的羊水；有时含咖啡血样物。开始进食后呕吐常加重，进奶后即吐出，其他一般情况会良好。

查体无腹胀，看不到胃型或肠型，胎便排出正常，有时可排黑便，大便潜血阳性。通常在1~2天内，将咽下的羊水、血液及产道内容物吐干净后呕吐停止。

【诊断检查】

1. 生后即发生呕吐，有难产、窒息、过期产史；腹不胀，胎粪排出正常。护理观察对于诊断极其重要，呕吐物的性质、时机是诊断的重要依据。

2. APT试验（碱变试验）。取患儿呕吐物或大便中血性标本，加水搅匀，使之溶血，沉淀后取上清液5份，加1%氢氧化钠1份，1~2分钟后，若呈棕黄色，血液来自母体，诊断此病；若呈红色，表示血液来自新生儿本身，需要考虑其他出血性疾病，胎儿血红蛋白具有抗碱性。

【治疗原则】

一般不需治疗，液体吐完后1~2天内自愈。呕吐重者可用1%的碳酸氢钠或1/2张的温盐水洗胃。

【患儿的护理及管理】

咽下综合征的护理重在如何防止患儿呕吐物误吸以及有效的洗胃。具体内容如下：

1. 洗胃的护理。洗胃液的温度以37~38℃为宜，温度过低可能刺激胃痉挛，过高则可能造成血管扩张，洗胃时取左侧卧位，洗胃后给予右侧卧位，利于残留液体进入十二指肠；洗胃时每次10~15ml，不可一次大量注入，防止胃扩张或胃内液体反流。冲洗时，可以转动胃管方向，以使整个胃壁得到冲洗，也可减少局部的压力刺激；抽吸液体时宜轻柔，以液体顺畅流出的最小压力进行抽吸。

2. 体位护理。抬高床头，右侧卧位，防止呕吐物误吸。

3. 保证热量供给。暂时禁食期间应通过静脉保证热量的供给。开奶后宜循序渐进，逐步加量。

4. 准确记录呕吐物的量和性质，密切观察生命体征变化，尤其注意心率及血氧变化。

第五节　新生儿坏死性小肠结肠炎及护理

坏死性小肠结肠炎（NEC）是新生儿期的严重胃肠道急症，临床上以腹胀、呕吐、腹泻、便血、严重者发生休克及多系统器官功能衰竭为主要临床表现，腹部X线检查以肠壁囊样积气为特征。NEC的发病率和死亡率随胎龄和体重的增加而减少。目前，国内本病的病死率为10%~50%，美国本病在体重<1500g的早产儿，其发病率为2%~5%，病死率足月儿为5%，而体重<1000g的早产儿，其病死率仍可高达50%。

【病因及发病机制】

NEC的病因和发病机制并未完全明了。目前认为早产、感染、摄食、缺血、氧合不足、损伤、血管内置管、免疫因素等多种因素通过影响肠黏膜血液供应、肠黏膜局部缺血，致使肠蠕动减弱，食物淤积，影响肠道功能并导致细菌繁殖，产生大量炎症介质，最终引起肠壁损伤甚至坏死、穿孔和全身性炎症反应甚至休克、多器官衰竭。

1．早产。早产儿肠道功能发育不成熟，胃酸水平低，肠蠕动弱，肠壁通透性高，SIgA低下，利于细菌侵入肠壁繁殖。国内外学者普遍认为早产及早产儿的一系列并发症，如窒息、肺透明膜病、动脉导管开放、呼吸衰竭等，感染和不当的喂养参与了NEC的发生。超过20%的NEC病例早产为其单一的致病因素。同时还有报道显示胎龄是影响早产儿NEC发生率和成活率的重要因素。胎龄在34周以下的早产儿NEC发生率明显高于胎龄34周以上的早产儿。一项回顾性研究发现呼吸暂停、增加奶量过快和合并感染是早产儿发生NEC的三个最危险因素。

2．感染。感染和肠壁炎症是NEC的最主要病因。胎膜早破、吸入感染的羊水以及其他途径发生的感染发生后，微生物产生的毒素能直接损伤肠道黏膜，或通过激活免疫细胞产生细胞因子，引起血管通透性的改变和组织损伤，使微血管中血小板和白细胞聚集，血流淤滞，加重肠道黏膜损害，同时肠道内病菌的过度繁殖也可直接损伤肠道。现一般认为以感染为诱因的NEC多在晚期发生。

3．摄食。不合理喂养如渗透浓度太高、增量太快被认为是NEC发生的重要原因，当喂入的食物渗透浓度大于400mmol/L时即可使新生儿的黏膜受损。另外，新生儿的各种消化酶活性较低，喂养量增加过多、过快，可导致蛋白和乳糖消化吸收不全，食物及其不完全消化产物积滞于肠道内，有利于细菌的生长。90%的NEC患儿于肠道喂养后发病，配方奶远多于母乳喂养者。配方奶渗透浓度高，增量快可使新生儿肠黏膜受损。尤其对于极低体重儿来说，母乳被认为是预防NEC最理想的食品，如果母亲不能提供乳汁，经过巴氏消毒后的捐献母乳也较理想。

4．缺氧缺血。不少学者认为缺氧缺血时新生儿NEC发病的直接因素。窒息时为保证重要生命器官（脑、心、肝、肾）脏器的氧供应，全身血流量重新分布，肠道血管收缩，血流量减少，肠道低灌注状态致肠黏膜缺氧。肠黏膜是全身代谢最活跃的器官之一，一旦发生组织低灌注，则肠黏膜上皮细胞缺氧，由此引起的酸中毒使肠壁细胞代谢障碍、组织损伤。

【临床表现】

NEC的临床表现既可表现为全身非特异性败血症症状，也可表现为典型的胃肠道症状如腹胀、呕吐、腹泻或便血三联症。腹胀一般最早出现，先出现胃潴留，最后全腹膨胀、肠鸣音减弱；呕吐先出现奶液，逐渐可出现胆汁样或咖啡样物；腹泻或便血出现较晚。其他可有呼吸暂停、心动过缓、嗜睡、休克等感染中毒症状。

【诊断检查】

1. 下列特征具备两项即可考虑临床诊断。腹胀；便血；嗜睡；呼吸暂停；肌张力低下；肠壁积气。若无放射影像学及组织学证据则视为可疑。

2. X线检查。为诊断NEC的确诊依据，通过腹部平片（正位、侧位或水平侧位）可以明确诊断。肠壁间积气、黏膜下气泡征、门静脉积气（疾病严重）、气腹征（肠坏死穿孔）为确诊意义的表现。根据病变程度的不同，将NEC的X线表现分为三个阶段：早期、典型期和晚期。

（1）早期阶段：肠道缺血早期阶段，病变段功能紊乱，蠕动减退导致动力性肠梗阻。X线表现为小肠充气扩张呈管状，排列紊乱，内有浅短液平，结肠则少气或无气，这种选择性小肠积气是NEC早期诊断主要征象。

（2）典型阶段：病变进一步发展，肠黏膜炎性水肿动力减退导致病变肠段呈管状充气且肠壁增厚，边缘模糊，同时肠腔内气体通过炎性破损进入肠壁即形成黏膜下和（或）浆膜下层积气，呈现NEC特殊征象—肠壁积气。一般多局限于右下腹，亦可广泛布及全腹，肠壁积气的程度不等，形态各异，呈线、环线状或泡沫状。

（3）晚期阶段：肠壁内积气通过肠系膜静脉进入门静脉系统即可发展为门静脉积气，提示预后不良。表现为肝区由粗到细树枝状透亮阴影，侧位片显示更为清晰。气腹常见于肠穿孔。腹部水平侧位片为显示小量气腹最佳位置，游离气体位于前腹腔与充气肠曲之间形成倒置三角形透亮区，具有诊断意义。

3. 血常规和CRP。白细胞异常升高或降低，粒细胞总数、淋巴细胞和血小板减少，CRP持续升高；并伴有难以纠正的酸中毒和严重的电解质紊乱，提示存在败血症和肠坏死。

4. 血气、血生化。严重患儿可有酸中毒和电解质紊乱。

5. 血浆特异性指标。近年来，血浆中肠脂酸结合蛋白和肝脂酸结合蛋白作为NEC发生和严重性的早期判断指标。

6. B超检查。腹腔干和肠系膜上动脉血流速度及其比值作为NEC的预测指标。

【NEC的预防】

1. 喂养。母乳中含有多种免疫保护因子，推荐母乳喂哺以降低NEC的发病率。自己母亲母乳不能获得时，捐献母乳可作为配方奶之外的选择，不推荐禁食作为预防NEC的策略。配方奶喂养时禁忌高渗喂养及快速过量喂养，高渗喂养即是使用配方奶渗透浓度超过400mmol/L的高渗奶，可导致肠腔渗透压升高，使大量液体从肠道血管顺势移入肠腔，损害肠黏膜屏障；快速过量喂养是增奶速度超过20~30ml/（kg·d）的快速超量喂养，可加剧乳糖和蛋白质的吸收不良，食物及其不完全消化产物积滞于肠道内，细菌在肠腔发酵产生大量气体，致使肠腔膨胀，压力增高，肠黏膜缺血而引起组织损伤。

2. 加强围产期保健。避免早产、胎膜早破及产时窒息。降低感染、早产、缺氧等致病因素的发生率。

3. 药物预防。口服精氨酸和谷氨酰胺在维持肠道黏膜正常功能方面起着重要作用，能降低NEC的发生率。尽管认为乳酸杆菌、双歧杆菌能促进正常菌群的生长，阻止可能致病菌的生长，益生菌的安全性和有效性仍有争议；表皮生长因子和肝素结合表皮生长因子、糖皮质激素、促红细胞生成素、多不饱和脂肪酸、免疫球蛋白的使用仍需要临床验证。

【治疗原则】

1. 内科治疗。治疗原则为使肠道休息，纠正酸碱失衡、电解质紊乱，降低炎症反应。

（1）常规治疗：I期NEC患儿需绝对禁食72小时，给予胃肠减压，针对菌群选择敏感抗生素静脉治疗；II期NEC患儿若生命体征稳定，胃肠道症状迅速改善，同I期相同的治疗可持续7～10天，若生命体征不稳定，有酸中毒或腹膜炎体征至少需要治疗14天；III期NEC除以上治疗外应持续进行腹部X线检查，观察有无气腹征以及时发现肠穿孔，并连续监测血气、凝血功能、电解质等。

益生菌的应用目前仍有争议，有的研究显示益生菌可以减少NEC的发生，而有的研究则显示，口服益生菌制剂不仅不可能降低NEC的发生，而且有增加NEC的风险。

（2）对症治疗

1）多器官功能不全的治疗：需监测心、肺、血流功能，对症治疗，避免重要脏器供血不足。通过液体复苏和血管活性药物改善脏器灌注，如生理盐水、白蛋白等；DIC时可应用新鲜冻干血浆和血小板治疗凝血障碍；并应持续检测尿量、血压、心率、皮肤灌注以及肺部听诊状况、血气指标等。

2）机械通气：心血管功能状态不稳定及出现呼吸暂停、高碳酸血症（$PaCO_2 \geq 50mmHg$）或低氧血症的患儿都需要气管插管或机械通气。

2. 外科治疗

（1）手术指征：气腹征；内科治疗无效（24~48小时），伴少尿、低血压、难以纠正的酸中毒、X线肠袢僵直固定、门静脉积气时需外科治疗；高度怀疑肠穿孔，腹腔引流物为黄褐色浑浊液体，内含中性粒细胞也需要外科探查。

（2）手术方法：急性剖腹探查应尽量只切除完全坏死的肠管，至少保留小肠25~40cm。若无法区分完全坏死的肠管和尚有微弱供血的肠管，或出现全层肠坏死，在24~48小时内行2次手术，有助于判断坏死范围。在切除坏死肠管后需做肠造瘘术、联合式Mikulicz造瘘术或双腔造瘘术，并为早期行再次吻合术创造条件。若病变局限，或仅出现透壁性肠穿孔，可于初次手术时进行肠吻合。对极低出生体重儿NEC合并穿孔，不能耐受手术者可先做腹腔引流，24~72小时未改善再行剖腹探查。

（3）营养支持：至于何时恢复喂养，各家经验不一，有人认为胃肠道吸收试验恢复正常后可恢复胃肠道喂养。临床上除穿孔病例外，大部分病例不需要禁食3周，根据患儿胃肠功能恢复状况，个体化的确定喂养时间。禁食期间需进行全胃肠外营养（TPN）。

【患儿的护理及管理】

1. 专病观察。密切观察呕吐物及排泄物的次数、性状、颜色及量，呕吐物及排泄物是否有咖啡色、果酱样、血性性状，正确及时留取标本。注意腹胀的变化，每天定时测量腹围并记录。观察腹胀的程度，严重者腹壁可出现红斑及板结。严格记录出入量，同时还需密切观察患儿有无呕吐、皮肤弹性、前囟凹陷程度及尿量改变等，注意有无脱水的表现。

2. 胃肠减压。在NEC患儿一旦疑诊，应先禁食，进行胃肠减压，以减轻腹胀，使肠道休息，防止肠黏膜的进一步损伤。应用8~10号胃管，常规固定，连接负压引流器。新生儿胃肠减压在有效的负压吸引值（-5~-7kPa）下进行，可避免因负压过大致胃肠黏膜损伤而出血，也可避免负压过小而导致引流不畅或呕吐。保证管路通畅及良好的固定，及时准确的记录引流液体的颜色及性状。出现鲜血性引流物时应警惕是否压力过大，或术后出血。4~6小时无引流液体时应警惕是否堵管。

3. 喂养。严格按照医嘱进行禁食及喂养，禁食期间做好标识，给予非营养性吸吮。待患儿状况好转，允许进食时，应严格遵照循序渐进的原则进行喂养，严禁过快过多或高渗透压配方奶喂养，避免病情反复及加重。

4. 胃肠外营养。胃肠道禁食或不能完全满足营养需求时，需进行静脉营养治疗。输注氨基酸、脂肪乳等营养液时宜选PICC，严格无菌操作。

5. 加强基础护理。做好口腔护理、臀部护理、脐部护理及皮肤护理。长期禁食及抗生素的使用，容易合并鹅口疮及维生素缺乏性皮炎，出现鹅口疮时，应及时给予制霉菌素溶液擦拭；对于皮炎应在做好消毒隔离的同时，勤更换体位，保持皮肤清洁、干燥。

6. 加强消毒隔离。加强环境通风，严格遵守手卫生制度，避免交叉感染。

【NEC的预后】

I期和II期NEC患儿的长期预后良好。内科治疗治愈者存活率80%，手术治疗存活率约50%，25%有胃肠道的长期后遗症。除部分病例在病后1个月可能发生NEC的复发外，主要的后遗症有：

1. 胃酸分泌过多。大范围肠切除刺激胃泌素分泌，引起胃酸分泌过多，诱发消化性溃疡。

2. 短肠综合征。肠管缩短，造成吸收障碍。短肠综合征患儿可出现维生素A、D、E、K、B_{12}以及微量元素缺乏。

3. 肠管狭窄。好发于左侧结肠，在病后2~3周再次出现肠梗阻表现或反复肠出血、穿孔。

4. 其他。早产儿存活者可能伴有脑室内出血、低氧血症、休克和败血症甚至神经发育障碍。

第六节　新生儿高未结合胆红素血症及护理

新生儿高胆红素血症以高未结合胆红素血症较为常见，新生儿高未结合胆红素血症是指由于胆红素生成过多、肝胆对胆红素摄取和结合能力低下、肠肝循环增加所致，临床表现为皮肤、巩膜黄染，粪便色黄，尿色正常，血清未结合胆红素升高等。

（1）Crigler-Najjar综合征I型：常染色体隐性遗传病。1952年被Crigler和Najjar首次描述。患儿完全缺乏UGT1A1活性，存在高胆红素脑病及其引起的神经发育后遗症的风险。尽管常染色体隐性遗传方式遗传，I型综合征有明显的基因多样性。光疗是治疗婴儿和儿童Crigler-Najjar综合征I型新生儿高胆红素血症的主要方法，肝移植是这种疾病目前唯一的根治干预手段。

（2）Crigler-Najjar综合征Ⅱ型：又称Arias综合征。典型表现为中等水平间接高胆红素血症以及低但能检测到的肝脏胆红素UCT1A1活性，表现在大多数病例是UGT1A1基因错义突变。苯巴比妥可用于诱导残留UGT1A1活性。

（3）Gilbert综合征：以轻度、慢性或反复高未结合胆红素血症为特点，没有肝脏疾病和可见的溶血表现。受累患者肝脏UGT1A1活性下降50%，血清总胆红素超过95%是未结合。

（4）G-6-PD缺乏症：X连锁的酶缺陷疾病，影响男性半合子和女性纯合子，还有一部分女性杂合子发病（通过X染色体失活），是可以引发危险性高胆红素血症和核黄疸的病因。其发生有一定的地理分布特征，在非洲、地中海和亚洲的发病率较高。G-6-PD在红细胞氧化还原代谢中起关键作用，G-6-PD缺乏新生儿暴露于氧化应激后可发生急性溶血，已报道G-6-PD缺乏患儿发生溶血的诱因可分为抗疟药、磺胺、解热镇痛、萘啶酸、甲苯磺丁脲等大类。严重溶血和显著高胆红素血症可以发生在这些情况下并导致核黄疸。另一个诱发G-6-PD缺乏新生儿发生严重溶血的因素是感染。

（5）丙酮酸激酶（PK）缺陷：常染色体隐性遗传病，其发病率低于G-6-PD缺乏症，在各族人群中都不常见，有黄疸、贫血和网织红细胞增多的典型表现。PK是红细胞中产生三磷酸腺苷（ATP）的关键酶，其缺乏导致红细胞寿命缩短，伴随过度溶血。黄疸可能很严重，有三分之一婴儿可能需要换血治疗来控制高胆红素血症。

（6）母乳性黄疸：大约2%~4%母乳喂养的新生儿会出现母乳性黄疸，母乳性黄疸又被分为母乳喂养性黄疸和母乳黄疸。两者发生的原因、时间和持续时间都不同。母乳喂养性黄疸属于早发型，发生时间一般为生后的前几天，持续时间在10天左右；母乳黄疸属于迟发型，在生后7天左右发生，持续时间3周到3个月。2004年美国儿科学会（AAP）诊疗指南里将纯母乳喂养，同时存在护理不当和过度体重下降情况列为高胆红素血症的主要危险因素。

【发病机制】

母乳喂养性黄疸由于母亲和患儿的共同原因，导致母乳的摄入量减少甚至出现脱水的危险情况。发病的诱因包括产妇的母乳量不足、乳房的肿胀、乳头的皲裂、缺乏喂养技巧、母亲自身的疾病或疲劳。新生儿因素包括吸吮力不足、嗜睡、纳差或疾病，最终由于摄入的不足导致大便排出减少，从而增加了胆红素的肠肝循环，延迟了母乳喂养儿的肠道菌群的建立。母乳黄疸的病因尚未明确，认为可能与母乳中含有较多的脂肪酶及 β－葡萄糖醛酸苷酶有关。前者使乳汁不饱和脂肪酸增多，从而抑制肝脏葡萄糖醛酸转移酶活性；后者能分解胆红素葡萄糖醛酸酯键，使结合胆红素又转化为未结合胆红素，然后在小肠被重新吸收，从而增加肠肝循环。母乳喂养可作为一种环境对选定基因型起修饰作用，从而导致发展为显著新生儿黄疸的潜在易感。

【临床表现】

母乳喂养的新生儿出现黄疸，足月儿多见，黄疸在生理性黄疸期内（2天~2周）发生，但不随生理性黄疸的消失而消退。黄疸程度以轻度至中度为主，重度较少见，血胆红素浓度在205.2~342μmol/L（12~20mg/dl），极少数可达到342μmol/L（20mg/dl）以上。以未结合胆红素升高为主。患儿的一般状况良好。生长发育正常，肝脏不大，肝功能正常，HBsAg阴性。20世纪60年代文献所描述的均为迟发型母乳性黄疸。自1985年起对母乳性黄疸有进一步认识，提出了早发型母乳性黄疸。因此，目前母乳性黄疸分为早发型和迟发型两类。早发型母乳性黄疸与新生儿生理性黄疸比较，两者的黄疸出现时间及黄疸高峰时间均相似，但前者在出生后第3~4天胆红素的峰值可超过生理性的平均值。且黄疸消退时间较长。

迟发型母乳性黄疸的出现时间稍晚，常紧接着生理性黄疸发生，亦可在生理性黄疸减轻后又加重，即常在出生后7~14天出现，不论早发型或迟发型母乳性黄疸，一旦停喂母乳或改喂配方乳48~72小时，黄疸即可明显减轻，若再开始喂哺母乳，黄疸可重新出现，但不会达到原来的程度。

【诊断】

目前尚缺乏实验室检测手段确诊母乳性黄疸，只能将各种引起新生儿黄疸的病因（如母婴ABO血型不合所致溶血病、败血症、窒息、头颅血肿等）进行鉴别，更需将先天性甲状腺功能减退，半乳糖血症及遗传性葡萄糖醛酸转移酶缺乏症等少见病进行逐一排除后，才能做出母乳性黄疸临床诊断，也可进行试验性诊断，即对出生3天后的新生儿黄疸监测其血清胆红素，若超过205.2~256.5μmol/L（12~15mg/dl），可试停母乳，改喂配方乳3~5天，黄疸消退，胆红素降至原来水平的50%以上，可考虑母乳性黄疸。

【治疗】

1. 本病确诊后无需特殊治疗。

（1）对于足月健康儿，一般不主张放弃母乳喂养，而是在密切观察下鼓励母乳少量多次喂哺。有观点认为增加喂养次数不仅可预防早发型母乳性黄疸，特别在胆红素增高时，增加喂奶次数，可刺激肠道蠕动，增加排便次数，以减少胆红素的吸收。门诊随访监测血清胆红素浓度，一旦高达256.5μmol/L（15mg/dl）以上时暂停母乳72小时，改配方乳，胆红素水平约可降低50%。恢复母乳喂养后胆红素浓度可轻度升高，而后逐渐降低。在暂停母乳期间，宜用吸奶器将母乳吸出，以保持乳汁充分分泌，新生儿黄疸消退后继续母乳喂养。对血清胆红素在256.5~342.0μmol/L（15~20mg/dl）的患儿建议停母乳改配方乳，并进行光疗。近年来有学者提出对重症患儿不停止母乳喂养进行家庭光疗，即可保证母乳喂养儿的营养供给，也可减轻母亲的心理负担，同时可减少治疗费用。美国儿科协会（AAP）近年已制定母乳性黄疸的处理方法，确诊后无需特殊治疗，应在密切观察下予少量多次喂奶，并监测血清胆红素浓度。

（2）评估新生儿黄疸进展状况：皮肤：皮肤有无苍白、出血点、脓疱疹；脐部：有无红肿及分泌物；呼吸系统：有无呼吸困难、肺部啰音；消化系统：有无肝脾肿大；神经系统：出现精神萎靡、激惹、凝视、肌张力降低、肌张力增高、生理反射减弱、生理反射消失，应警惕胆红素脑病的发生。

（3）正确区分高未结合胆红素血症和高结合胆红素血症。

2．母乳喂养的护理。

（1）产妇的护理：分娩前向产妇及家属宣教母乳喂养的重要性，母乳喂养对产妇的预后、生理功能的恢复及新生儿免疫力的影响，鼓励产妇母乳喂养。评估产妇母乳喂养的条件，针对母乳喂养可能出现的情况做好宣教，以免引起产妇对自我能效的低估。护士对产妇分娩后母乳喂养的态度进行评估，了解拒绝及中断母乳喂养的原因。产妇拒绝母乳喂养的原因常包括：缺乏自信、自我关注、害怕失去自由、母乳喂养带来的尴尬、家庭及朋友的影响。干预措施包括以下内容。

1）鼓励母乳喂养，没有证据显示，黄疸的原因是由于母乳的异常所导致的。只有在黄疸持续6天以上，胆红素超过20mg/dl和母亲的病史对新生儿产生影响时才可以停止母乳喂养。对于喂养困难的产妇如乳头凹陷、皲裂，护士可以与产妇一同寻找原因，采取行为指导结合药物治疗解决问题；而对于缺乏哺乳经验的产妇，护士可通过视频或有经验的产妇给予指导，最终让产妇建立母乳喂养的信心。

2）确诊母乳性黄疸后，如果是轻度或中度的黄疸主张继续母乳喂养，尽可能不要用糖水或电解质溶液及配方乳试喂，因为它会减少了母乳喂养的次数，母乳喂养不足和饥饿增加了胆红素产生的关键酶—亚铁血红素加氧酶的活性，伴随热卡摄入不足和脱水可增加黄疸的严重程度，甚至发生核黄疸。

3）当产妇采取乳房亲授喂养，可通过增加母乳喂养次数来增加母乳的摄入量，每天8~12次，不仅可预防早发型母乳性黄疸，增加喂奶次数也可刺激肠道蠕动，通过增加排便次数减少粪便中的胆红素吸收，给予肠道最佳的管理。初乳是天然的泻药，可以促进胎粪的排出，减少胆红素的吸收。

4）产妇在哺乳期需要消耗大量的能量与体力，为保证母乳供应充足，应保证产妇每天摄入的能量与热量等同于甚至高于怀孕期间，每天摄入热卡在2.5~2.7kcal。

（2）新生儿的护理

1）生后持续评估4~14天胆红素的指标，胆红素指标有一个逐渐下降的过程，对于大多数的新生儿，没有必要中断母乳，即使胆红素达到了光疗水平。

2）观察黄疸的程度，可见性黄疸首先出现在头部和脸部，然后从头至尾进展。四肢的皮肤特别是在掌部及足底表面，最后被影响。轻者仅限于面颈部，重者可延及四肢躯干部和巩膜，粪便色黄，尿色正常。

3）胆红素的测量：黄疸程度的判断不能仅依靠于视觉，应通过经皮胆或血清胆红素的测量。经皮胆红素（TCB）测量具有无创、操作简单等特点，测定部位包括额部（额眉弓连线中点上1cm皮肤）和胸部（胸骨平第二肋间水平皮肤）。测量时，探头面应与皮肤紧密垂直接触，不留空隙，待测试仪闪光，读取显示屏上的数据。

但是值得指出的是由于经皮胆测量的不精确性，只能用于新生儿高胆红素血症的筛查。有研究显示，严重高胆红素血症患者的胆红素水平可能被低估，因此当患者的胆红素水平大于14mg/dl时不推荐使用经皮胆。血清胆红素水平是临床诊断最可信赖的方法。

4）新生儿在离开产院前，医院应为新生儿父母提供书面告知内容，包括黄疸疾病的介绍，新生儿黄疸监测的四个方面包括精神状况、喂养状况、皮肤的颜色、大便的颜色和新生儿黄疸监测的必要性。

3．出院前护理。

护理人员应为每一例新生儿建立高胆红素血症的危险因素评估的记录，对于生后72小时即将出院的新生儿尤为重要。评估方法是出院前检测TSB或TCB，并把结果绘成曲线图。根据危险因素的评估，给予针对性的随访，减少严重高胆红素血症的发生。美国儿科学会最新新生儿黄疸诊疗指南中将胎龄≥35周新生儿黄疸危险因素进行分类。

4．随访。

（1）出院后的随访：经过培训的专业人员应在新生儿出院后的48~72小时内在家中或机构内对产妇及新生儿进行随访，对于存在高胆红素血症的危险因素而又不能随访的患儿，必须推迟出院时间，直到能进行随访或已过危险期（72~96小时）。随访内容包括新生儿体重、新生儿体重增长百分位、奶量、大小便及有无黄疸。根据临床评估决定是否需要监测血胆红素，当对黄疸的程度有所怀疑时，应检测TSB或TCB。

（2）当早期出院的新生儿没有给予足够的母乳喂养量，会引起胆红素的过度增长和核黄疸的可能。足够的喂养量才能促进新生儿的大便排出，新生儿的绝大多数的胆红素是通过大便排出的。专业人员的随访中应及时发现因胆红素集聚过多而引起的精神神经发育异常，以便进行早期诊断、早期干预，提高生存质量。

第七节　新生儿高结合胆红素血症及护理

新生儿高结合胆红素血症是由于多种病因导致肝细胞和（或）胆道对正常胆汁的分泌和（或）排泄功能障碍或缺损，伴有结合胆红素增高。临床上黄疸出现较迟，但呈进行性，黄疸由淡黄渐转深黄，新生儿可因皮肤瘙痒而烦躁，可有肝脾肿大，血中以结合胆红素增多为主，尿色深黄，尿三胆阳性，粪呈淡黄色或陶土色，粪胆元阳性，临床以肝炎综合征为最常见。

一、α₁-抗胰蛋白酶缺乏症

【病因与发病机制】

α₁-抗胰蛋白酶是一种低分子糖蛋白，主要在肝细胞内合成，能抑制胰蛋白酶、纤维蛋白酶、凝血酶、糜蛋白酶、中性粒细胞弹性蛋白酶以及细菌死亡后释放的蛋白溶解酶等，有保护组织的作用，在细菌感染、手术或激素治疗时，血中含量可较正常增加2~4倍。α₁-AT缺乏时此种抗蛋白酶的作用减弱，以致蛋白酶使自体组织遭到破坏而致病。若患儿有肠道屏障作用缺陷，肠毒素到肝细胞内时，肝细胞内起保护作用的蛋白分解酶（可破坏肠毒素）被过多的α₁-AT所抑制，肠毒素就损伤肝细胞而致病。

【临床表现】

主要为肝损害，严重程度不等，有肝大、黄疸、胆汁淤积、伴一过性抗人球蛋白试验阳性的溶血性贫血，类似新生儿肝炎或先天性胆管闭锁。发病年龄不一，最早可在出生第一天就出现黄疸，胆汁淤积，很难与先天性胆管闭锁区别；新生儿表现有阻塞性黄疸和出血倾向（胃肠道出血，脐带残端出血或瘀斑）时，易误诊为败血症或新生儿肝炎。

【诊断】

（1）产前诊断：Kidd（1983）取羊水做细胞培养，用核酸杂交探针方法直接分析DNA做出诊断，已应用于临床。

（2）生后诊断：临床有新生儿胆汁淤积性黄疸、肝脾肿大、肝硬化者都应考虑本遗传缺陷。

1）蛋白电泳法：如α₁球蛋白定量<2g/L（0.2g/dl），可作为α₁-AT缺乏的初步诊断。

2）用抗胰蛋白酶的分解活力来间接定量测定α₁-AT法。

3）用抗胰蛋白酶的抗血清与被测者的血清做免疫扩散法或免疫荧光法测定。

【预防和治疗】

均为支持治疗，只有肝脏移植才属根治。

二、家族性肝内胆汁淤积症

【病因与发病机制】

家族性肝内胆汁淤积症为常染色体隐性遗传。由于先天性胆汁酸代谢缺陷引起，最近研究认为是由于7α-脱羟化酶缺陷，使鹅脱氧胆酸不能正常代谢，而经6α-羟化酶作用转变为猪胆酸由尿中排出。本病很可能是异质性的，是由于多种不同胆汁酸代谢异常，胆汁酸淤积，损伤胆小管膜所致。

【临床表现】

半数起病在3个月内，最初为间隙性黄疸，常诱发于感染，以后转变为慢性进行性胆汁淤积。瘙痒是胆汁淤积最早出现的症状，腹部因肝脾肿大有膨隆。由于门脉高压可引起消化道出血，大量的消化道出血和肝衰竭是造成患儿死亡的原因。

【诊断】

总胆红素及结合胆红素增高，碱性磷酸酶增高，血清胆汁酸蓄积，小肠胆汁酸减少，总胆固醇和脂肪正常，凝血酶原低下，大便色发白，尿色深有胆红素尿。

【预防与治疗】

可用考来烯胺和苯巴比妥对症治疗，但不能控制本病的发展，肝移植是本病唯一的根治方法。

三、新生儿感染性肝炎

【病因与发病机制】

因部分感染性肝炎起病于新生儿期，故感染可能发生在宫内，多数由病毒引起，包括嗜肝病毒和非嗜肝病毒，嗜肝病毒中以乙型肝炎病毒（HBV）最为常见，非嗜肝病毒中最常见为人巨细胞病毒（CMV），细菌感染也可造成新生儿的肝脏病变。国内外文献报道，新生儿HBV宫内感染率为9.1%~36.7%。乙肝表面抗原（HBsAg）、e抗原（HBeAg）和核心抗体（HBcAb）阳性（俗称大三阳）的孕妇体内高HBV-DNA值是新生儿宫内感染的高危因素。人巨细胞病毒（CMV）是另一重要病原。有研究认为CMV可以完整地整合人精细胞或者卵细胞并进行转录，引起胎儿先天性感染。

引起新生儿肝炎的病因繁多，但其病理改变基本相似，多核巨细胞是新生儿肝炎的病理特征，故有"巨细胞肝炎"之称，大量多核巨细胞存在于肝实质内反映了肝脏在新生儿时期对各种病原刺激的非特异性反应形式。新生儿肝炎病理改变与成人基本相似，轻者小叶结构正常，有点坏死，少量肝细胞呈巨细胞变，轻度胆汁淤积，无小管增生，Kupffer细胞增生稍活跃，间质和门脉区有炎性细胞浸润。重症者肝小叶结构紊乱，巨细胞变严重，呈局灶性或片状坏死，可看到肝细胞的再生现象，淤胆明显，小胆管增生不多，肝间质细胞增生活跃，淋巴细胞和浆细胞浸润较多，汇管区尤甚，病程长者门脉周围纤维化，胶原组织沉着并延伸到叶间隙。

【临床表现】

新生儿肝炎起病缓慢而隐匿，生后数天或3~4周渐见黄疸，或生理性黄疸消退后又再度出现黄疸。出生后可有正常颜色的大便，以后渐为淡黄色，夹有白色或灰白色，尿色深黄。重症者黄疸日趋严重，大便呈陶土色，肝脾增大，腹壁静脉曲张，腹水征，可发展为肝性脑病。实验室检查发现血清转氨酶增高；总胆红素及结合胆红素增高，以后者增高更为显著。

【诊断】

对新生儿黄疸迁延不退，持续时间长，结合胆红素升高，要首先明确有无肝外胆管闭锁。6个月以内（尤其3个月内）起病者主要考虑宫内感染或产时感染，6个月以后起病者，可能为生后感染。应详细询问病史、家族肝病史和遗传疾病史等，观察有无黄疸及粪便呈灰白色、陶土样，尿呈红茶色。有无腹部膨隆，肝脏、脾脏增加及质地。结合临床进行必要的辅助检查。

1. 肝功能检查。丙氨酸转氨酶（ALT）和（或）天冬氨酸转氨酶升高，低者可略高于正常值，高者可＞200U。

2. 胆汁淤积的检查。胆红素升高，以结合胆红素升高为主。血清胆汁酸升高。甲胎蛋白含量增高。

3. 病原学检查。包括细菌学培养，血清特异性抗原、抗体测定，必要时进行病毒分离及粪便、脑脊液和骨髓培养。

新生儿肝炎与先天性胆管闭锁（BA）临床表现极为相似，早期诊断十分困难，往往在鉴别诊断的过程中，使先天性胆管闭锁患儿丧失手术良机。故早期鉴别诊断很重要。因新生儿很难控制呼吸，一般只能行不控制呼吸的磁共振胰胆管造影（MRCP）。肝炎患儿的MRCP检查，可见胆囊、胆囊管、胆总管、肝总管、左右肝管及肝内两极肝管的胆道，而胆管闭锁患儿仅能显示胆囊，同时胆管闭锁患儿可见门静脉周围纤维性增厚，据此做出诊断。

【预防和治疗】

新生儿感染性肝炎的治疗仅限于对症处理。针对不同感染原进行治疗。黄疸严重者可试用皮质激素类、苯巴比妥或静脉输入白蛋白、葡萄糖、肌内注射维生素K及采用中草药治疗。禁用对肝脏有毒害的药物。

目前我国已经对新生儿常规进行HBV疫苗的免疫接种。凡携带HBV孕妇、非乙型肝炎，在孕28周起每4周肌内注射一次乙肝免疫球蛋白（HBIG）200IU或400IU共四次。第四次即临产前1周注射尤为必要。对于HBV高危新生儿，若出生后处于健康状态，则生后12小时内一侧臀部注射乙肝免疫球蛋白（HBIG）100IU或200IU，同时另一侧接种一针10ug重组酵母乙型肝炎疫苗，间隔1个月和6个月分别接种第2针和第3针乙型肝炎疫苗。早产儿若体重≥2000g，可按上述方案接种。

【护理和管理】

1. 评估

（1）评估对象：生后2周出现黄疸的新生儿。

（2）评估内容：家族史、妊娠期、出生前后的病史、体格检查。一旦胆汁淤积伴有结合性胆红素增高就诊断确立，半乳糖血症、脓毒症、甲状腺功能减退、对胆道闭锁的评估也至关重要。胆道闭锁手术的成功也取决于其尽早的评估。

2. 皮肤的观察与护理。黄疸是本病的主要症状，随着病情的好转，黄疸应逐渐减退，若是进行性加重或出现烦躁，嗜睡，应及时与医师联系，防止肝硬化的发生。由于血清胆红素的增高，经皮肤排泄刺激机体产生瘙痒，应保持患儿的皮肤清洁，床单位的整洁，及时修剪指甲，防止因皮肤抓伤引起的感染。

3. 营养状况的观察及喂养护理。观察患儿的胃纳情况，皮下脂肪厚度情况，体重情况，采取合理饮食。合理饮食可促进肝细胞的再生和修复，有利于肝功能的恢复，延缓疾病的进展。对于拒乳、呕吐、腹泻等胃肠功能紊乱的新生儿还应加强口腔护理。

4. 出血倾向的观察。注意前囟是否隆起，饱满，有无贫血貌。全身皮肤有无出血点，如发现针刺部位渗血不止，皮肤黏膜有出血点和淤斑时，应及时与医师沟通。

5. 大小便的观察。CMV的感染可导致胆管完全闭塞，大便颜色变浅呈陶土色，小便颜色变黄。护理中应密切观察患儿的尿液的色、泽、量，并及时留取标本。

6. 婴儿听力损害。早期干预除常规完成营养脑细胞药物的治疗外，可以给患儿定时播放音乐，或听母亲的心跳声，引导家属通过听觉刺激法，促进患儿残余听力的恢复。

7．感染的观察及预防。患儿抵抗力低，对自身感染与交叉感染具有高度易感倾向。为预防感染应采取隔离措施，限制探视，医护人员接触患儿前后洗手，防止交叉感染。

8．并发症的护理。胆汁淤积症常见并发症为瘙痒、吸收障碍、营养不良。

（1）瘙痒：在新生儿中这一表现并不明显，多数发生在婴幼儿和成人。

（2）吸收的障碍：胆汁酸传输给肠道过少，形成胆汁淤积，导致脂肪和脂溶性维生素吸收不良。必须脂肪酸的缺乏导致长链甘油三酯摄入不足和吸收不良，表现为生长障碍、干燥鳞片状皮疹，血小板减少症和免疫功能受损。

（3）营养的管理：营养管理从最初的入院开始，包括生长参数的记录，入院时做好营养评估，每周测量体重和身高，记录体重年龄比和身高体重比。胆汁淤积性黄疸的患儿可给予中链脂肪酸（MCT）配方奶。中链脂肪酸更容易吸收，它是脂肪热量的更好来源。严重营养不良的胆汁淤积症患儿应该给予额外的卡路里以赶超生长，如果日间口服奶量不够，可以增加夜间肠道喂养，尽可能全肠道喂养。

第八节　新生儿高胆红素脑病及护理

新生儿高胆红素脑病为新生儿高胆红素血症的严重并发症，由于血中过高的游离未结合胆红素通过未成熟的血—脑脊液屏障（BBB）进入了中枢神经系统，导致神经细胞中毒变性，轻者一般无临床症状，严重者可出现核黄疸。随着光疗、换血等治疗技术的发展，新生儿高胆红素脑病已较少发生，即使在欧美等发达国家仍可见胆红素脑病的报道，其中有部分病例在出生时是健康的足月儿，其发生率近年甚至有增加的趋势。丹麦和加拿大报道的胆红素脑病发生率大约在2.33/10万~1.27/10万。2012年中华医学会儿科学分会新生儿学组开展的多中心流行病学调查研究结果显示，33家接受调查的医院共报告了348例新生儿胆红素脑病病例，大约占收治患儿总数的4.8%。虽然该研究并非基于整个人群，难以就此估计我国总体的发生率，但仍然不难发现新生儿胆红素脑病在我国并不少见。

【病因及发病机制】

新生儿高胆红素血症时，游离胆红素通过血．脑脊液屏障，沉积于基底神经核、丘脑、丘脑下核、顶核、脑室核、尾状核，以及小脑、延脑、大脑皮质及脊髓等部位，抑制脑组织对氧的利用从而出现一系列神经系统损伤的症状。

未结合胆红素具有亲脂性，可以通过被动扩散的方式进入到细胞内。在pH7.4时，其水中的溶解度为70nm，80%的游离胆红素以有毒性的二价酸形式存在，非常容易通过血—脑脊液屏障进入神经细胞。胆红素的神经毒性有高度的选择性，神经元比星形胶质细胞更易损伤，相同剂量的游离胆红素作用于两者，神经元首先凋亡，而星形胶质细胞表现为线粒体功能的改变，兴奋性氨基酸参与了凋亡过程，只有在大剂量胆红素的作用下神经元才以坏死为主要表现。但是，胆红素脑病时受累的神经核团分布与脑发育成熟度无明显关系，无论是发生在早产儿，还是足月儿受累区域是一致的。最常见受累核团为：基底节的苍白球和底丘核，海马H2~3区，黑质，小脑的齿状核和蒲肯野细胞（早产儿易见）；脑神经核：动眼、前庭、耳蜗及面神经核；此外，网状结构、下橄榄核及脑干的其他核团，甚至脊髓的前角细胞也可受累。

【临床表现】

胆红素脑病指胆红素对基底节及各种脑干神经核毒性所致中枢神经系统临床表现，胆红素侵犯基底神经核（苍白球／丘脑下核）导致肌张力异常，手足徐动症。侵犯动眼神经核导致斜视，凝视性瘫，特别是不能上视。侵犯听神经（螺旋神经节、听神经细胞体）导致神经感觉性听力丧失表现为脑干诱发电位异常，因结构无异常，耳声反射正常。胆红素脑病分为急性胆红素脑病和慢性胆红素脑病，前者是指生后1周出现的胆红素毒性的急性期表现，后者又称核黄疸，是指胆红素毒性所致的慢性、永久性临床后遗症。

1. 急性胆红素脑病。2004年美国儿科学会将急性胆红素脑病分为初期、中期及极期。初期一般为生后前几天，反应略低下，嗜睡，肌张力减弱，吸吮力弱，经过恰当和及时的治疗，一般来说此期改变是可逆的。中期表现为中度迟钝，易激惹，张力亢进，可高度兴奋和哭声高尖，也可嗜睡及肌张力减低交替出现，张力亢进主要表现为颈后仰和角弓反张，此期多半是不可逆的。极期的临床特征是显著的颈后仰和角弓反张，哭声尖锐，食欲减退，呼吸暂停，高度兴奋，极度迟钝至昏迷，有时出现癫痫发作甚至死亡，此期的中枢神经系统损害是不可逆的。

2. 慢性胆红素脑。病急性胆红素脑病到慢性胆红素脑病即核黄疸的后遗症有一个演变的过程。慢性胆红素脑病的表现多种多样，但有其特征性，是一种持续的综合征，以一个或多个部位占优势，运动系统受累程度轻重不等。

根据局部定位可以将核黄疸分为四个类型：

（1）典型核黄疸：包括三联症或四联症，有听觉神经病变伴或不伴听力丧失或耳聋，肌张力异常伴或不伴手足徐动症，动眼神经不全麻痹，牙釉质发育。

（2）以运动障碍为主的核黄疸：主要指以运动障碍为主，张力异常伴或不伴有手足徐动症，有轻微的听觉症状。

（3）以听觉异常为主的核黄疸：主要以听觉症状为主，伴有相对较轻的运动系统症状。

（4）轻微胆红素脑病或胆红素导致的神经官能障碍；患儿有轻微的神经发育障碍，没有核黄疸的典型临床表现，包括感觉和感觉运动整合障碍，中枢听觉处理异常。协调障碍和肌紧张异常。

【诊断】

出生后1周内的新生儿，有重度高胆红素血症，尤其存在早产、溶血病、缺氧、酸中毒、感染等高危因素，在黄疸高峰期间出现神经系统异常表现时，应考虑胆红素脑病。急慢性胆红素脑病的诊断可通过磁共振影像确定。

【预防及治疗】

防止新生儿高胆红素血症的发生是预防高胆红素脑病的关键。一旦出现高胆红素血症必须及早进行处理，降低血清胆红素，防止未结合胆红素的游离，防止其发展为核黄疸。应采取综合措施，如注意保暖、纠正缺氧及酸中毒，供给足够的营养，避免输注高渗药物、不使用能引起溶血或抑制肝酶的药物等。根据病情及时采用换血、光疗、输注白蛋白等各种措施，尽快降低血中胆红素浓度。许多因素可以影响胆红素的绑定，即使在胆红素水平处于低位时仍可引起核黄疸。

1. 白蛋白的输注。早产儿一般都会面临低蛋白血症，因此白蛋白的结合位点少。新生儿及早产儿黄疸应及时输注白蛋白，提升血清白蛋白的总量。

2. 药物。有些药物（水杨酸酯、苯甲酸钠、磺胺类制剂）会与胆红素竞争白蛋白结合位点或取代那些与位点松散连接的胆红素。服用磺胺类药物时同时注射白蛋白时，会出现白蛋白与药物主动结合，而影响了黄疸的治疗效果。

3. 纠正酸中毒和低氧血症。氢离子的产生和无氧代谢可以阻止白蛋白对胆红素的绑定，当血清 pH7.1时，白蛋白绑定胆红素的能力下降一半。在缺氧状态时产生的游离脂肪酸也会竞争白蛋白位点。酸中毒和缺氧状态时，新生儿的血-脑脊液屏障开放，患儿在胆红素水平即便处于低位时也会出现核黄疸。证据表明，评估胆红素绑定能力较血清胆红素浓度的评估能更好地预测后期的中枢神经系统的外观异常。

【护理及管理】

1. 病情观察。观察黄疸出现的时间，黄疸色泽变化，了解黄疸的进展。区分生理性与病理性黄疸，密切观察患儿体温、脉搏、呼吸、吸吮力、肌张力和脐带、皮肤颜色及大小便情况。观察患儿皮肤颜色，贫血程度及肝脏大小变化，早期预防和治疗心力衰竭，同时注意观察黄疸患儿的全身症状，以便对重症患儿及早发现并及时处理。

2. 预防感染。新生儿免疫功能较差，易遭到细菌等侵袭。严格无菌操作，尤其要防止交叉感染，医护人员接触患儿前后应洗手，各种治疗护理集中操作，防止皮肤破损后细菌侵入后引起感染，细菌毒素可加速红细胞的破坏并抑制葡萄糖醛酸转移酶的活性，使血中未结合胆红素浓度增高，因此要注意保护婴儿皮肤、脐部及臀部清洁，防止破损感染。

3. 液体与营养。保证充足的水分和营养供应，特别是采用光疗时，为防止不显性失水，根据日龄及体重给予静脉液体输注，当奶量达到全肠内营养时不用再额外补充液体。

4. 抚触护理。抚触护理能增加新生儿的食欲，加速肠道正常菌群生长，尿胆原生成增多，未结合胆红素生成减少，减少肠肝循环，同时使胆汁分泌增多，胆红素排泄增多，降低新生儿血中的胆红素含量。对防止早产儿胆红素脑病的发生，降低神经系统后遗症，提高新生儿生存率及生活质量均有举足轻重的作用。抚触时从患儿头面部、胸部，再到腹部、四肢、背部进行有序抚触。如患儿烦躁、哭闹则停止抚触，待患儿情绪稳定后再抚触。护士可将抚触护理教会患儿家属，出院后可继续进行。

5. 抽搐的护理。患儿抽搐时，记录抽搐持续的时间、频率及表现。抽搐时患儿常伴有SPO$_2$下降，及时给予氧气吸入，缓解缺氧的症状。对于抽搐持续状态的患儿，遵医嘱使用止痉药物，并评估患儿的止惊效果及呼吸系统有无抑制。保持环境安静，置暖箱，各种治疗护理集中操作，减少对患儿的干扰和刺激，诱发抽搐。

6. 健康宣教

（1）做好患儿家属的健康教育，宣传新生儿黄疸的预防知识，了解患儿黄疸的情况和程度，取得家长的配合。积极从发病原因上治疗黄疸，防止并发症的发生，保证患儿住院护理质量与出院后家庭护理质量。

（2）确诊的胆红素脑病后期应尽早给予康复护理，脑组织在出生后0~6个月尚处于迅速生长发育阶段，异常姿势和运动尚未完全固定化，因此在这一时期及时干预，包括视觉、听觉、嗅觉、触觉、运动刺激。早期的干预及神经功能锻炼可促进脑结构发育和功能的代偿，对神经系统发育和智能成熟有一定的影响。所以，早期及时对患儿进行相关康复护理干预，对新生儿的神经系统发育和智能恢复具有重要作用。

第九节　新生儿颅内出血及护理

随诊头颅B超、CT和MRI的应用，新生儿颅内病变已获得越来越多的认识。早产新生儿颅内出血包括：硬脑膜下出血、蛛网膜下腔出血、小脑出血、脑室内出血和脑实质出血，早产儿和足月儿发生颅内出血的部位又不尽相同。

一、早产儿生发层基质–脑室内出血

【病理生理】

生发层基质是不成熟的、高度血管化的区域，其内包含原始动脉、静脉、毛细血管，它是成神经细胞和成神经胶质细胞有丝分裂活动的过渡结构，随着细胞分化和迁移的完成，生发层基质逐渐缩小、至足月时消失。生发层基质在尾状核的头部和体部分布较多，在孕33~34周前亦可见于颞角顶部，30%左右的生发层基质出血部位主要位于颞叶和枕叶，而MRI可以发现头颅超声无法探及的颞角处少量的生发层基质出血。基于生发层基质局部动静脉血供结构的特异性，单侧的脑实质出血主要与静脉梗死或缺血后再灌注损伤有关。生后1周之内该处生发层血管迅速成熟以使基底膜连续，使毛细血管易破裂引起出血，故而早产儿颅内出血50%见于生后第一天，90%以上出现在生后4天之内，而在此时发生的颅内出血很多都会有所进展，因此在纠正胎龄36周或出院前需随访头颅影像超声。由于生发层基质脑室和脑室下区域含有产生大脑皮层和基底节神经元和胶质细胞的原始迁移细胞，该处受损则会导致髓鞘化受损、大脑生长和继发的皮层发育受限。

【危险因素】

生发层基质–脑室内出血（GM–IVH）的主要产前高危因素是绒毛膜羊膜炎（ORl.6，95%；CI:1.2~2.2），可能与胎儿宫内发生炎症反应，继而发生低血压、败血症等导致大脑血流速度的改变而使颅内出血的风险显著增高。没有证据表明剖宫产能够显著地降低出生体重<1250g的早产儿发生GM–IVH，但延迟结扎脐带至少30秒可以显著地减低早产儿 GM–IVH 的发生率。母亲重度子痫前期、分娩前足疗程的激素治疗均可以促使宫内胎儿加速成熟、使血管完整性强化，因而使生后呼吸窘迫综合征的发生率降低，而这也能在一定程度上减低早产儿发生 IVH 的风险。研究表明，

孕24~32周给予孕妇足疗程（48小时）的激素治疗可以使颅内出血的发生率减少2.5倍（7.7%VS.19.4%）。早产儿自我血压调控能力低下，血压或脑血流的波动更易导致不成熟的生发层基质层破裂，而低血压后的血流再灌注也易引起颅内出血。机械通气、高碳酸血症引起的血管舒张、气胸是发生颅内出血的高危因素，早期给予危重早产儿吸入一氧化氮治疗可能会增加IVH的发生率，而有效的无创通气（如CPAP、BIPAP）则可以有效地减少GM-IVH的发生率。

【临床表现】

早产儿IVH的临床表现虽不特异，但若患儿突然出现病情恶化、血压下降、代谢性酸中毒需立即完善头颅B超明确有无颅内出血，其最终诊断主要依赖床旁头颅B超，根据超声严重度可将其分为四期：I期局限于生发层基质的出血；II期出现脑室内出血但不伴脑室扩张；III期脑室内出血＞50%伴脑室扩张，随着颅内出血的进展致静脉回流受阻、继而使白质出现IV期改变，即出血性脑实质梗死（HPI）。

【处理原则】

主要是在急性期维持脑灌注压、体液和电解质平衡，避免缺氧、高碳酸血症、酸中毒发生，避免快速输注高渗溶液或扩容，合理地进行呼吸机管理避免气胸的发生，动态随访头颅B超及监测头围生长，了解出血的进展程度及有无脑积水的发生。虽然部分中心已通过对重度颅内出血患儿早期行腰椎穿刺或侧脑室穿刺放脑脊液以减少脑积水的发生，但和保守治疗比较并不具备统计学优势，需进一步的证据支持。

【预后】

足月儿IVH少见，仅在回顾性研究中发现有2%~3%的足月儿发生无症状性的IVH。GM-IVH在早产儿中高发，其发生率与孕周呈负相关，不同国家的发生率并不相同，早产儿总的IVH发生率可达2%~20%，在超未成熟儿中III~IV颅内出血的发生率可在3%~11%，出生体重＜750g的早产儿发生率显著增高。

既往认为I~II度的IVH不影响预后，而最新的研究表明，通过对孕23~28周的1472例早产儿随访至2~3岁，除外合并有脑室周围白质软化等其他脑损伤的早产儿和无颅内出血早产儿相比，单纯I~II度IVH使中重度感觉神经受损的比例增高6.5%（18.6% VS. 12.1%，OR1.73，95%；CI:1.22~2.46）；III~IV度IVH使发生运动发育迟缓（17.5% VS.3.4%）、脑瘫（30% VS.6.5%）、失聪（8.6% VS. 2.3%）比例高于无颅内出血早产儿。

二、蛛网膜下腔出血

【病理生理】

蛛网膜是位于硬脑膜下的无血管区，与其下的软脑膜一起统称为脑膜。蛛网膜和软脑膜间隙内小动脉、静脉和毛细血管的原发性破裂使得血液积聚，即称为蛛网膜下腔出血（SAH），也可继发于大脑其他部位的大量出血或梗死使过多的血液迁移积聚至蛛网膜下腔。成人的蛛网膜下腔出血的病因主要是动脉破裂，新生儿主要是由于起源于蛛网膜间隙内桥静脉的静脉病变所致。诊断主要依靠头颅CT和MRI。

【危险因素】

早产儿、足月儿分娩时合并产伤、窒息缺氧都可以使SAH发生率增高。

【临床表现】

少量的SAH在早产儿和足月儿中较常见，多为自限性，预后较好，临床往往缺乏特异性症状。少量的出血可无临床表现，尤其是在足月儿中缺乏特异性表现。出血严重时，足月儿可在生后2~3天出现激惹或反应差，继而出现惊厥，但很少会进行性恶化或危及生命；但早产儿若合并严重的围产期窒息则会危及生命。

【处理原则】

对于易发生SAH的高危儿（早产、产伤、窒息缺氧）需要密切观察有无出现激惹、反应差或惊厥等表现。处理以支持治疗为主。对于发生惊厥的患儿需给予止惊药物对症，保持气管开放。出血量大时，需输血支持、维持血压循环稳定；尚需进一步记录24小时出入液量，完善血电解质和生化，明确有无继发性的抗利尿激素分泌异常综合征，积极维持体液和电解质平衡。密切监测头围大小，明确有无出血后脑积水发生。

【预后】

大部分的SAH出血量较少，多无并发症，预后佳。对住院期间出现惊厥、无其他并发症患儿的随访发现，90%的患儿预后佳。但若患儿合并围产期窒息、严重的产伤往往存在远期并发症。

三、硬脑膜下出血

【病理生理】

硬膜下出血（SDH）主要是分娩时的产伤使横跨硬膜下腔的动静脉窦撕裂、出血所致。偶可伴有颅骨骨折。主要受累的血管为大脑浅静脉、后颅窝幕下静脉窦、内侧的矢状窦、直窦和大脑大静脉。

【危险因素】

包括急产、产钳或吸引术助产、大于胎龄儿、头盆不称等。

【临床表现】

硬脑膜下的出血可以自行缓慢吸收，因此临床症状不多见。若有严重的产伤且出血量较多时，因血液的积聚可以引起急性颅内压增高的临床表现，患儿可较早表现为反应低下、激惹、喂养不耐受、局灶性抽搐、前囟隆起、头围增大、出血部位对侧肢体肌张力减低、出血部位同侧的第Ⅲ对脑神经（动眼神经）功能受限；少量的出血可形成蛛网膜下腔血肿，引起蛛网膜下腔的渗出，继而逐渐出现颅内压增高的表现。

【处理原则】

MRI、CT可以用于临床诊断，而MRI在评估出血量、渗出程度和大脑后颅窝部位的病变时优于CT。头颅B超在观察大脑后部病变时并不具备优势。需观察口唇黏膜颜色，注意有无贫血发生，需动态随访血红蛋白和血细胞比容，出血量多时需要输血支持；出血、血肿可使黄疸消退延迟，需动态随访胆红素避免胆红素脑病的发生；维持体液、电解质、循环、呼吸的稳定，密切观察神经系统表现，若出现惊厥需给予止惊对症。

【预后】

预后与出血的时间、出血量的多少、有无伴随其他严重疾病（如早产、窒息、休克、HIE或败血症）密切相关，严重出血者死亡率可高达45%。然而，绝大多数的SDH多为自限性，因而预后佳。通过对111例无症状足月儿的前瞻性随访研究发现，仅9例（8%）足月儿MRI显示存在SDH（其中3例为顺产、6例助产娩出），所有SDH新生儿均不需要治疗，随访至生后4周发现血肿消失，2岁均正常。

四、大脑出血

【病理生理】

大脑实质出血多指脑室周围出血梗死（PVHI），多为静脉源性，具体的机制并未明确，可能是由梗死后继发的静脉栓塞或GM-IVH后继发的静脉淤血所形成，后者可引起血管内压升高、脑室周围血管破裂、组织组织灌注减少。早产儿多为双侧病变，可表现为皮层下和脑室周围白质的出血性静脉梗死，引起脑室周围白质软化、形成多个小的囊性病变。足月儿多为单侧病变，可表现为皮层下出血和表层梗死，形成单一、较大的脑穿通性囊肿。

【危险因素】

占总的颅内出血的10%~15%。分娩时合并产伤、窒息缺氧导致HIE等都是发生小脑出血的高危因素。

【临床表现】

临床症状较重，神经系统受累表现为主，同重症的GMH-IVH、SDH、SAH的临床表现相类似。

【处理原则】

MRI、CT可以用于临床诊断，而MRI在评估出血、出血后的吸收情况方面优于CT。床旁头颅B超在诊断大脑出血方面具有优势，等同于在IVH周的价值。

【预后】

针对早产儿大脑出血患者的随访研究结果表明，2/3患者伴有严重认知和运动功能障碍。

五、小脑出血

【病理生理】

小脑出血（ICPH）多为单侧，以右侧小脑半球好发。主要机制包括：小脑半球和小脑蚓部的原发性出血、静脉梗死、大量的IVH或SAH出血进入小脑、创伤直接导致足月儿大脑后颅窝的大脑桥静脉或枕窦破裂出血。

【危险因素】

多见于危重需机械通气早产儿或合并严重产伤的足月儿。早产儿发病率与孕周、出生体重呈负相关。头颅B超检查表明，出生体重<1500g的早产儿ICPH的发生率为2.8%，而出生体重<750g者ICPH的发生率则高达8.7%。

【临床表现】

和其他类型的颅内出血表现类似。但是，ICPH患儿早期更易出现呼吸暂停、呼吸节律不规则、心动过缓。

【处理原则】

可利用床旁头颅B超后囟视窗探测大脑后颅窝处的病变。

【预后】

短期随访研究表明，小脑出血可延长早产儿机械通气的时间、住院时间，可以引起远期的精神运动发育迟缓。

六、新生儿颅内出血的护理和管理

（一）一般护理

室内温度保持在24~26℃，湿度保持在55%~65%，体位适宜，抬高肩部，头偏向一侧，避免分泌物或呕吐物吸入呼吸道造成窒息和吸入性肺炎，对抽搐、分泌物多的患儿应及时吸痰，保持呼吸道通畅。保持皮肤口腔的清洁，静脉输液式速度宜慢，以防快速扩容加重出血。

（二）防止噪音及镇静

保持患儿绝对安静，换尿布、喂奶等动作要轻，治疗和护理操作集中进行，尽量少搬动患儿头部，避免引起患儿烦躁，加重出血，必要时按医嘱给予镇静剂，用药时要记录用药的时间、剂量及效果。

（三）病情观察

1. 意识和精神状态的观察。注意观察有无烦躁不安、反应迟钝、嗜睡或昏迷现象，患儿出血量较少或小脑幕出血为主者，早期常表现为兴奋状态，不易入睡，哭躁不安，如病情继续发展，则出现抑制状态，嗜睡、反应低下甚至昏迷，因此需要动态观察，及时发现细微的意识变化，报告医师并做好记录，给予相应的处理。

2. 观察瞳孔和各种反射。瞳孔大小不等、边缘不规则表示颅内压增高；双侧瞳孔扩大，对光反应和各种反射均消失，表示病情危重。

3. 囟门的观察。前囟饱满紧张提示颅内压增高，颅内出血量大，应及时报告医师采取处理措施，以免引起脑疝。

4. 生命体征的观察。应密切观察体温、呼吸等变化，及时给予心脑监护。观察呼吸节律、频率变化。呼吸不规则、屏气、暂停均表示病情危重，要立即报告医师，遵医嘱予以氧气吸入，以提高患儿血氧浓度，减轻脑水肿，改善脑细胞缺氧。注意有无皮肤苍白、青紫、黄染等，如颜面皮肤苍白或青紫，提示内出血量较大，病情较严重。皮肤黄染则会增加治愈的难度，早期发现可协助治疗。注意体温变化，如有体温不升或高热，表示病情危重。及时报告医师，积极配合抢救。

5. 观察患儿喂养中的反应。出血早期禁止直接哺乳，以防因吸奶用力或呕吐而加重出血。可用奶瓶喂养，当患儿出现恶心、呕吐则提示颅内压增高。注意观察患儿的吃奶情况。因患儿常有呕吐及拒食，甚至吸吮反射、吞咽反射消失，故应观察患儿热量及液体摄入情况，以保证机体生理需要。脱水治疗时应密切观察患儿精神状态、囟门、皮肤弹性、尿量及颜色变化，以防脱水过度导致水电解质平衡失调。

（四）健康教育

住院时向家属讲解颅内出血的严重性以及可能会出现的后遗症。给予安慰，以减轻家属的消极情绪。临床一旦发现患儿有脑损伤时，应尽早指导家属早期功能训练和智能开发，并鼓励家属坚持长期治疗和随访，以提升患儿生存质量。

（五）颅内出血的预防

新生儿尤其早产儿在生后前4天很容易发生颅内出血，有研究显示大约50%的出血发生在生后24小时内，因此对新生儿颅内出血的预防应该从出生之后立即开始。

第十节　新生儿缺氧缺血性脑病的亚低温治疗及护理

围产期窒息是指胎儿与母体之间血流交换持续障碍、进而发生缺血、高碳酸血症、代谢性酸中毒。在发达国家，围产期窒息可导致3~5/1000活产新生儿发生中度缺氧缺血性脑病，0.5~1/1000活产儿发生重度缺氧缺血性脑病。缺血缺氧性脑病（HIE）是新生儿死亡和儿童致残的主要原因，文献报道，10%~60% HIE新生儿死亡，至少25%存活儿存在远期的神经系统发育后遗症。对围产期窒息导致的中重度缺氧缺血脑病新生儿给予亚低温治疗，可以极大地降低18月龄的死亡率和严重的精神运动发育障碍率，可减少失明、惊厥的发生。由于亚低温治疗越来越普及，新生儿专科护士需要熟悉这一治疗及相应的并发症，本章节将重点探讨亚低温治疗相关的脑保护机制及临床护理注意事项。

（一）亚低温神经保护机制

虽然新生脑组织发育不成熟，与成熟脑组织相比，神经元的增殖、髓鞘的生长、神经递质的成熟度、对底物的依赖、代谢需要以及神经胶质细胞的比例等方面均存在差异。但是，亚低温对新生动物脑保护的机制也同样作用于HIE的多个环节，从多个机制相互影响。

1. 降低脑细胞代谢要求。温度下降与脑氧耗下降呈正相关，脑温下降1℃，脑代谢率降低5%~6%。脑温20℃时，脑代谢率仅为正常的20%，相反脑温升高，脑损伤程度加重。脑代谢的降低有助于缺氧缺血应激状态下细胞内环境保持稳态。亚低温可降低脑细胞耗能和无氧酵解，减少脑细胞ATP下降和乳酸积聚。

2. 降低细胞毒素的大量积聚。缺氧缺血后细胞毒素大量生成，如兴奋性神经递质、一氧化氮（NO）、氧自由基等。缺氧缺血后神经元突触内兴奋性神经递质的积聚，谷氨酸介导的NMDA受体激活是缺氧缺血后神经元迟发性死亡的最主要机制。亚低温能降低缺氧缺血后兴奋性神经递质释放，减少NO生成，抑制氧自由基暴发和脂质过氧化，可减轻脑水肿，保护血—脑脊液屏障，减少Ca^{2+}内流，能解除蛋白激酶C的抑制，阻断Ca^{2+}对神经元的毒性作用。

3. 抗细胞死亡。缺氧缺血后脑细胞可发生坏死和凋亡。缺氧缺血引起的神经细胞凋亡机制尚未完全清楚。亚低温治疗可以阻断凋亡通路、抑制导致凋亡的多个环节、激活内源性保护机制，使脑细胞死亡数目明显下降。组织病理学研究表明，亚低温治疗组脑皮质、白质、脑干、海马处的脑损害较正常体温组下降50%左右，丘脑、基底节损害轻微。

（二）亚低温的实施条件

合适的亚低温起始、持续时间、温度和降温方式选择是保证亚低温安全有效实施的关键。

1. 治疗窗。缺氧缺血所致脑损伤可分为两个阶段，原发性损伤主要为缺氧缺血即刻引起细胞损伤和再灌注损伤，继发损伤主要为继发的能量衰竭和迟发性脑细胞死亡。目前研究认为，缺氧缺血后亚低温的即刻实施对于脑保护而言是至关重要的。文献表明，虽然亚低温延迟至缺氧缺血后5.5小时仍有神经保护作用，但明显降低。有学者对胎羊研究发现，抽搐发生后给予亚低温治疗，无神经保护作用。31P-MRS研究表明，新生儿缺氧缺血后9~24小时神经元出现氧化磷酸化异常，而细胞凋亡的发生一般在6~72小时左右。由此可知，脑保护作用随着损伤后亚低温实施时间的推移进行性降低。尽量争取在早期（缺氧缺血后6小时内）给予亚低温治疗，可最大限度降低脑损伤。

2. 亚低温持续时间。亚低温应用于临床的最佳持续时间尚未明确。文献表明，一定范围内亚低温持续时间与神经保护作用成正相关，而亚低温时间过短有无神经保护作用观点不一。

（1）短时间亚低温：持续0.5~3小时亚低温在缺氧缺血损伤后即刻实施，在不同模型中神经保护作用不一。对新生鼠的研究表明，亚低温（降低2℃，3小时）无神经保护作用，或（降低2~3℃，1小时）仅有部分神经保护作用。新生猪亚低温（降低4℃，3小时）研究证实其神经保护作用仅为25%左右。此外，有学者研究表明，持续3小时的亚低温治疗，神经保护作用可持续6周以上，提示短时间亚低温可能对相对轻的损伤有效，但必须即刻实施，若延迟至原发损伤后15~45分钟则无效，其机制可能与抑制再灌注损伤有关。严重的缺氧缺血在再灌注5~10分钟后出现急性细胞毒水肿，30~60分钟至最低点，再灌注5分钟后氧耗远高出基线水平而脑血流基本正常，从而引起高代谢之后的细胞能量耗竭。

（2）低温持续时间：长达72小时的亚低温治疗有显著的神经保护作用。有学者将新生猪缺氧缺血后30分钟进行亚低温（4℃，72小时）其神经保护作用达80%，2001年Gunn采用亚低温（2℃，72小时）也发现新生动物的脑损伤发生率显著降低。持续低温目的旨在抑制继发性能量衰竭，其严重程度与远期预后成正相关。继发性脑损伤的起始时间约为缺氧缺血后0.5~6小时，维持亚低温5~72小时甚至更长的时间，使之顺利通过该时间段。大脑中动脉梗死成年鼠研究表明，持续21小时的亚低温可降低脑梗死面积，而持续1小时则无效。在严重的半球缺血情况下，亚低温12小时无效而延长至24小时则有效。在双侧颈总动脉结扎缺氧麻醉猪模型研究中，若在缺氧后即刻实施亚低温12小时可延迟能量衰竭，降低神经丢失。缺氧缺血后迟发性神经元死亡的关键期（0~72小时）提供连续的亚低温，才能抑制细胞毒性过程，远期脑保护作用显著。低温持续的时间可能取决于脑损伤的类型和严重程度。

3. 亚低温程度。未成熟脑缺氧缺血后亚低温的最佳温度。成年沙鼠研究亦表明全身降温至32℃神经保护作用优于34℃。提示可能存在一个关键性的亚低温脑保护温度，该阈值可能与脑损伤的程度有关。有研究表明体温降至29℃，无神经保护作用，可能与血黏滞度增加、使心输出率降低、脑血流量下降有关，在脑保护和副作用之间，可能存在一个界限温度。

4. 选择性头部降温。新生儿头颅相对面积大，头部为主要的产热原，头皮循环对寒冷无收缩应答，选择性进行头部降温，通过辐射和血流传导散发热量，其颅内核心温度与头皮温度梯度差为（1.2±0.2）℃。将脑温与躯干温度保持在一定的温度梯度范围内，可降低全身降温所致副作用。因此，可根据脑保护目的不同选择降温方式。若需全脑保护，以全身降温为好；若注重皮层保护，选择性头部降温为佳。

5. 其他。细胞成熟度直接影响缺氧缺血后亚低温的脑保护。亚低温只能延缓、不能阻断缺氧缺血的脑损伤，但可延长缺氧缺血后治疗窗，激活体内自身保护机制或与其他药物治疗起协同作用。

（三）亚低温对各脏器功能的影响

体温降低可能对机体各脏器造成一系列影响，以往认为体温降低激发体内一系列产热机制，增加机体耗氧量，导致新生儿死亡率增高。现研究表明，成熟新生儿缺氧缺血后机体可发生适应性反应，降低体温以减少机体新陈代谢、提高存活率。迄今为止，亚低温用于新生动物缺氧缺血无上述严重副作用报道，最近的临床研究也未能发现上述严重副作用发生。低温是否安全，主要取决于低温的程度和持续的时间。文献表明体温低于32℃可能发生一系列并发症，主要有：

1. 心功能不全、低血压。新生儿缺氧缺血后存在不同程度心肌损伤，低温可进一步加重损伤，导致心输出量降低，收缩力降低、心率降低、QT间期延长、低温后室性心律失常，低温后心动过缓明显，30℃以下可见房颤，28℃以下室颤发生率增高。有研究显示新生儿心脏手术围术期亚低温（34.5℃）可导致心室舒张功能下降。在机体存在低氧状态下，低体温后可诱导肺高压。对11个RCT的Cochrane系统综述结果表明，亚低温组较对照组更易发生窦性心动过缓。

2. 影响肾功能。有学者研究新生兔发现体温降低2℃可明显影响肾血流动力学和肾小管水钠的重吸收引起寒冷性多尿。研究大鼠显示体温降至28℃时循环中ADH水平下降50%，研究发现亚低温组（35℃，24小时）和常温组（39℃）缺氧缺血新生猪对庆大霉素的药代动力学并无影响。

3. 血液系统影响。低温可致血黏滞度升高、红血球压积升高、血管容积降低，体温下降1℃，血黏滞度可上升2%左右；此外，可影响血小板功能，使PT和PTT时间延长、出血时间延长，由此可引起循环衰竭和DIC等。20℃时血黏滞度最高。对11个RCT的Cochrane系统综述结果表明，亚低温组较对照组发生血小板减少的比例显著性升高。

4. 肺出血和新生儿出血性坏死性小肠炎（NEC）。文献报道新生儿体温<30℃多有肺出血表现，可能与左心输出量下降，肺水肿和外周血血小板降低有关；NEC与低温造成肠道缺血有关。

5. 影响代谢。低温可使代谢率升高、氧离曲线左移、氧利用率降低、药物代谢降低、离子钾细胞内移致低钾血症、系统酸中毒等。

6. 影响内分泌功能。成人研究表明，体温下降1℃，肾上腺素水平升高400%，同时皮质醇、氧耗明显升高、TSH升高、ADH降低，新生儿无相关报道。

7. 影响免疫功能。低温可引起免疫抑制，尤其是细胞免疫功能；中性粒细胞活力降低（吞噬作用）；体温降至29℃时，骨髓中内毒素刺激的中性粒细胞释放减少，有病例报道连续5天34℃治疗，肺炎发生、脓毒血症升高等。

（四）亚低温治疗新生儿窒息后脑损伤的临床研究分析

至2014年7月底，国际上发表了许多关于亚低温治疗足月及近足月新生儿中重度缺氧缺血性脑病的临床试验，而其中设计严谨且包含随访结果（短期、远期）的前瞻性随机对照试验共有11项，囊括了试验组和对照组共1505例。所有研究的随机分组及干预时间均在生后6小时之内，亚低温持续时间为48~72小时，复温方案为4~12小时，随访期限为10天~7岁。对以上各项研究的相关结果进行统计学分析，结果如下：

1. 有缺氧缺血性脑病的所有患儿，其死亡或严重精神运动发育障碍53.6%、死亡29.7%、严重的精神运动发育障碍22%、脑瘫28.6%、失明7.7%、失聪4.7%。

2. 亚低温治疗发生的不良反应比例如下：

（1）循环系统：平均压＜40mmHg的低血压60.8%、需血管活性药物治疗50.9%、窦性心律失常4.8%、需药物干预的心律失常0.5%。

（2）呼吸系统：PPHN 15.1%、需吸入NO 13.4%。

（3）血液系统：血小板减少症占31.5%、需输血的严重贫血13.5%、发生白细胞＜5000或中性粒细胞减少的比例占2.8%、凝血功能异常占29.8%、血栓或出血占1.7%。

（4）代谢相关：低血糖（血糖＜2.6mmol/L）占15.5%、低钾血症（血钾＜3.5mmol/L）41.9%。

（5）泌尿系统：肾功能损害或急性肾衰竭占41.8%、少尿[尿量＜1ml/（kg·h）]占23.2%。

（6）消化系统：肝功能异常（AST＞200U/L或AST＞100U/L）33.0%。

（7）感染相关：血培养阳性的败血症占8.1%。

（8）其他：出院时仍需依赖鼻饲喂养的占9.4%、发生惊厥62.3%、随访时仍需抗惊厥药物治疗13.1%、MRI异常4.9%。

（五）亚低温的入组标准

综上可知，虽然亚低温过程中更易发生窦性心动过缓、血小板减少症，但基于目前已有的研究结果表明其在新生儿中的应用还是相对安全的，并已证明亚低温对缺氧缺血性脑病的足月及近足月早产儿有明确的脑保护作用，它可以显著地减少存活者发生精神运动发育损害的比例。因此，目前复旦大学附属儿科医院新生儿科对于满足以下3个条件的HIE患儿，在生后6小时之内即开始亚低温治疗。

1. 患儿≥36周（可不考虑体重）且在出生后6小时内。

2. 且满足以下任何一项：

（1）生后Apgar评分持续到10分钟仍小于5分。

（2）生后需要持续复苏≥10分钟。

（3）生后60分钟内动/静脉血气pH≤7.0。

（4）碱剩余≥16mmol/L。

3. 生后出现中度到重度缺氧缺血性脑病表现：

（1）意识水平改变：反应差、嗜睡甚至昏迷加任何以下一项。

（2）躯干或四肢姿势异常。

（3）异常反射（包括膝腱反射和瞳孔反射异常等）。

（4）吸吮、拥抱和恶心等原始反射减弱或消失。

（5）临床抽搐发作。

而对于符合以下任一项的患儿不予亚低温治疗：

1. 患儿胎龄<36周，不考虑体重。

2. 已知明显的波及主要脏器的先天性发育畸形或染色体病变（21，18，13-三体等）。

3. 严重贫血（小于10g/dl）。

4. 严重宫内感染。

5. 严重（中度以上）活动性颅内出血或DIC状态。

6. 发绀型先天性心脏病。

（六）亚低温治疗的护理和管理

1. 温度的控制与管理。亚低温治疗时保持核心温度是整个亚低温治疗的关键。必须保证直肠温度探头插入为4cm，避免随排便反射使体温探头脱出导致测量不准。保护冰毯不受脑电极片或其他锐器损伤。同时依据有否寒战、心率与血压变化逐步调整降温的速度，直到体温稳定在指定范围内，以免体温过度下降。亚低温治疗结束必须复温，一般选择自然复温方法，每4小时复温1℃，至体温升至35℃，可维持2~3小时再继续复温。需在12小时以上使患儿体温恢复至37℃左右。严禁复温过快而导致血管扩张、回心血量减少，造成低血容量性休克，甚至颅内压反跳等一系列并发症。

2. 病情观察。根据缺氧缺血性脑病及亚低温可能出现的不良反应或并发症进行观察并记录。

（1）观察患儿意识、反应、四肢肌张力情况以及有无激惹惊厥发生，缓慢复温时需观察有无出现惊厥等异常表现。复温后动态观察患儿的神经系统表现，开奶后观察有无喂养不耐受、吸吮吞咽功能落后等表现，给予一定的功能训练。

（2）观察患儿的心率以及血压变化，亚低温治疗过程中可能会引起心率减慢、各种心律失常，血压下降等临床症状，应持续动态心电、血压监护，必要时可行24小时有创血压持续监护。尽量少搬动患儿，保持患儿安静。换尿布时忌过度抬高臀部，以免引起颅内压的改变。

（3）低温时咳嗽反射和吞咽反射均减弱，易致呼吸道分泌物不易排出而发生肺炎或肺不张，应及时进行雾化吸入、吸痰以预防肺部感染。

（4）记录24小时出入液量，测量体重，观察有无穿刺点渗血不止、消化道出血等表现，对于亚低温期间出现的严重凝血功能障碍等并发症，有时需提前终止亚低温治疗。

3. 皮肤护理。患儿行亚低温治疗时，需注意全身皮肤情况。如出现皮肤花纹，说明末梢血液循环差，需加强皮肤护理，可以予以按摩，特别是受压部位，严防冻伤发生；小幅度更换体位，防止压疮。复温后，注意观察有无硬肿发生。

第五章　住院儿童的护理

第一节　儿科医疗机构的设置及护理管理

我国儿童医疗机构分为三类：儿童医院、妇幼保健院和综合医院中的儿科。其中，以儿童医院的设置最为全面，包括门诊、急诊及病房。

一、儿科门诊

（一）设置

1．预诊处。为患儿就诊前的第一服务窗口。预诊处的主要任务是鉴别传染病，区分平诊、急诊及协助患儿家长选择就诊科别，以缩短就诊时间，减少患儿间交叉感染，赢得抢救机会。预诊处一般设在距儿童医疗机构大门最近或最醒目处，综合医院设在儿科门诊入口处。预诊检查主要通过望、闻、问、触、听及简单体检，在短时间内做出判断，若遇到急需抢救的危重患儿，预诊护士必须负责护送。

2．候诊处。候诊处是患儿候诊的场所。由于患儿就诊均由家长陪伴，故候诊大厅应宽敞清洁、空气流通，有足够的候诊椅。为了减轻患儿就诊时的紧张心理，室内布置应尽可能生活化，以减轻儿童的陌生感和恐惧感，并且应有饮水处等便民设施。

（二）护理管理特点

儿科门诊的人员流动性大且患儿抵抗力弱，因此，应做好以下护理管理工作。

1．维护就诊秩序。为了提高就诊质量及就诊效率，护士要做好诊前准备、诊中协助及诊后解释工作，从而保证就诊工作有条不紊地进行。

2．观察病情变化。患儿具有病情变化快、不能准确表述其不适等特点，护士应在预诊、候诊等过程中严密观察患儿的病情变化，发现异常情况及时与医生联系并配合处理。

3．杜绝医疗差错。严格执行查对制度，各项操作应认真负责，避免忙中出错。

4．预防交叉感染制定并严格执行消毒隔离制度，发现传染病的可疑征象要及时隔离；并根据传染病情况做好疫情上报工作。

5．开展健康宣教。根据季节、疾病流行及护理热点问题等，利用候诊时间，采取图表宣传、节目播放、集体指导、个别讲解或咨询等方式，向患儿及家长宣传儿童保健知识，同时进行相关疾病的健康教育。

二、儿科急诊

（一）设置及特点

1．儿科急诊设置。综合医院儿科急诊应设置诊查室、抢救室、治疗室、观察室、隔离观察室；儿童医院的急诊除具备以上设置外，还应有小手术室、药房、化验室、收费处等，形成独立单元，确保24小时接诊。急诊各诊室仪器设备必须配备齐全，以确保抢救工作顺利进行。

2．儿科急诊特点。

（1）儿科急诊常具有起病急、来势凶、病情变化快、意外事故较多及死亡率高的特点。

（2）儿科疾病症状不典型，有些疾病甚至在典型症状出现之前可能会危及生命。因此，遇到危重患儿就诊时要做到及时抢救，确保患儿的生命安全。

（3）儿科疾病的种类有一定的季节规律性，因此，应根据疾病的发病规律做好准备。

（二）护理管理特点

1．重视五要素。急诊抢救的五要素为：人、医疗技术、急救药品、仪器设备和时间，其中人是最主要的。因此，急诊护士要有高度的责任心、敏锐的观察力、精湛的技术、较强的组织能力和协作能力。此外，药品齐备、仪器设备先进、功能完好、争取时间也是保证抢救成功的重要环节。

2．严格执行岗位责任制度。护士必须坚守岗位，主动巡视，及时发现病情变化，随时做好抢救准备。对抢救设备的使用、保管、补充、维护等应分工明确，并严格执行交接班制度。

3．建立抢救护理常规。急诊护士应熟练掌握儿科常见急危重症的抢救程序、护理措施，不断总结经验，以提高抢救成功率。

4．规范文件管理。急诊病历要规范完整，紧急抢救时的口头医嘱必须当面复述确定无误方可执行，并要及时补记医嘱。经急诊进入观察室或住院的患儿应做好登记，以便完善患儿的病历资料。

三、儿科病房

（一）设置

1．普通病房设置。儿科普通病房设置与其他科室病房类似，设有病室、护士站、治疗室、值班室、配膳（奶）室、厕所等。病室墙壁可装饰儿童喜欢的图案，以减轻患儿的紧张心理；病室间用玻璃隔断，便于观察患儿病情变化及患儿间彼此交流；幼儿专用厕所可不加门，儿童专用厕所可加门不加锁，一旦发生意外，便于抢救。

2．重症监护病房设置。主要收治病情危重、需要观察及抢救的患儿，室内各种抢救设备齐全，重症监护室与医护人员办公室之间用玻璃隔断，便于观察患儿。患儿病情平稳后方可转入普通病室。

（二）护理管理

1．环境管理。病房环境应符合儿童心理、生理特点，病室窗帘应颜色鲜亮、图案生动，以减少患儿的陌生感和恐惧感。病室应安装地（壁）灯，以免影响睡眠。病室应根据患儿的年龄调整适宜的温湿度，新生儿病室室温以22~24℃为宜，婴幼儿为20~22℃，相对湿度为55%~65%；儿童病室室温以18~20℃为宜，相对湿度为50%~60%。

2. 生活管理。根据患儿病情及年龄合理安排作息时间，帮助其建立规律的生活习惯。饮食应符合患儿疾病治疗并满足其生长发育的需要，并提供热奶、热餐设施及消毒柜等，餐后食具均须消毒。医院还应为患儿提供样式简单、面料柔软、透气性好的衣裤和被服，经常换洗，保持整洁。另外，根据患儿病情安排适当的游戏，以减轻患儿寂寞、焦虑心理。

3. 安全管理。由于患儿好动、好奇心强且防范意识差，病房的安全管理尤其重要。应建立病房安全管理制度并告知家长遵守。所有设施、设备均应有保护措施，如病床带床档，窗户加护栏，暖气加罩；病房中药品、电源插头等都应置于患儿不易触及处；消防、照明器材位置固定，紧急通道畅通并有明显标识，以免发生意外。在治疗护理操作中应严格执行查对制度，杜绝医疗事故的发生。

4. 感染控制。建立并严格执行消毒隔离制度，病房每天应定时通风，按时消毒，医护人员操作前后均须洗手，并加强对家长和患儿健康宣教，提高自我防护意识。

第二节　儿童健康评估的特点

对儿童健康状况进行评估时，要掌握其身心特点，运用多学科知识，来获得全面、正确的主观和客观资料，为制订护理方案奠定基础。

一、健康史的收集

健康史由患儿、家长、其他照顾者及相关医护人员的叙述获得。

（一）内容

1. 一般情况。包括患儿姓名（乳名）、性别、年龄、民族、入院日期，父母的姓名、年龄、职业、文化程度、家庭地址、联系电话等。准确记录患儿年龄，必要时写明出生年月日。

2. 主诉。患儿来院就诊的主要原因和持续时间。

3. 现病史。即来院诊治的发病原因及经过，包括发病时间、起病过程、主要症状、病情发展及严重程度、是否进行过处理等，还包括全身伴随症状和其他系统同时存在的疾病等。

4. 个人史。包括出生史、喂养史、生长发育史、生活史等情况。根据不同年龄及不同健康问题进行询问。

（1）出生史：胎次、胎龄、分娩方式及过程，母孕期情况、出生时体重、身长，有无窒息、产伤，Apgar评分等。新生儿及婴幼儿应详细了解。

（2）喂养史：婴幼儿和营养性疾病、消化系统疾病患儿要详细询问喂养史。询问是母乳喂养还是人工喂养，人工喂养以何种乳品为主、如何调配，喂哺次数及量，添加转换期食物和断奶情况等。大龄儿童应了解有无挑食、偏食、吃零食等不良饮食习惯。

（3）生长发育史：了解患儿体格生长指标如体重、身高、头围增长情况；前囟闭合时间及乳牙萌出时间、数目；大运动和语言的发育情况；学龄儿还应了解在校学习情况及与同伴间的关系等。

（4）生活史：患儿的生活环境及卫生、睡眠、排泄习惯，有否特殊行为问题，如吮拇指、咬指甲等。

5．既往史。包括既往患病史和预防接种史等。

（1）既往患病史：患儿既往患过的疾病、患病时间和治疗效果；着重了解传染病史；认真了解有无食物或药物过敏史。

（2）预防接种史：接种疫苗的名称、次数、年龄以及接种后有无不良反应。

6．家族史。家族有无遗传性疾病、过敏史或急慢性传染病史、父母是否近亲结婚，母亲妊娠史和分娩史以及家庭其他成员的健康状况。

7．心理—社会状况。内容包括：①患儿的性格特征，是否活泼、好动或喜静、合群或孤僻、独立或依赖；②患儿及其家庭对住院的反应，是否了解住院的原因、对医院环境能否适应、能否配合治疗护理、是否信任医护人员；③患儿父母的年龄、职业、文化程度和健康状况；④父母与患儿的沟通方式；⑤家庭经济状况、居住环境、有无宗教信仰；⑥学龄儿还应询问在校学习情况及与同伴间的关系等。

（二）注意事项

1．收集健康史最常用的方法有交谈、观察。在交谈前，护理人员应安排适当的时间、地点并明确谈话的目的。

2．采集病史时，语言应通俗易懂，态度和蔼可亲，耐心询问，认真倾听以获得准确、完整的资料。要避免使用暗示的语气，以免引导家长或患儿作出主观期望的回答。

3．鼓励大龄儿童自己叙述病情，由于患儿害怕各种诊疗活动或表达能力欠缺，会导致信息失真，要注意分辨真伪。

4．病情危急时，应简明扼要、边抢救边询问主要病史，以免耽误救治，翔实的询问可在病情稳定后进行。

二、体格检查

（一）儿童体格检查的原则

1．环境舒适。体格检查的房间要安静、光线充足、温度适宜。检查用品齐全、适用，根据需要提供玩具、书籍以安抚患儿。婴幼儿体位不固定，可由父母抱着检查，怕生的儿童可从背部查起，尽可能让其与家人在一起，以增加安全感。

2．态度和蔼。在检查前要与患儿交流或逗引片刻，用鼓励表扬的语言取得其信任与合作，与此同时观察患儿的精神状态、对外界的反应及智力情况。对大龄儿童要说明检查的部位，有何感觉，使患儿能主动配合。

3．顺序灵活。检查的顺序可根据患儿的情况灵活掌握。在患儿安静时先进行心肺听诊、腹部触诊、测量呼吸、脉搏；皮肤、四肢躯干、骨骼、全身淋巴结等容易观察到的部位则随时检查；口腔、咽部和眼结合膜、角膜等对患儿刺激较大的检查应放在最后进行；急诊时首先检查重要生命体征和疾病损伤相关的部位。

4．技术熟练。检查中应全面仔细，动作轻柔，注意保暖，冬天检查时接触患儿的所有物品等均应先温暖。

5．保护和尊重患儿。检查前后均需洗手，听诊器应消毒，防止发生院内感染，对学龄儿和青少年注意保护其隐私。

（二）体格检查的内容和方法

1．一般状况。观察患儿发育与营养状况、精神状态、面部表情、皮肤颜色、哭声、语言应答、活动能力、对周围事物反应、体位、行走姿势等。在患儿不注意时开始观察，以便取得可靠资料。通过观察可初步判断患儿的神志状况、发育营养、病情轻重、亲子关系等。

2．一般测量。包括体温、脉搏、呼吸、血压、体重以及身高（长）的测量等。

（1）体温：根据患儿的年龄和病情选择测温方式。能配合的大龄儿童可测口温，小婴儿可测腋温，肛温较准确但对患儿刺激大，也不适合腹泻患儿。

（2）呼吸和脉搏：测量时患儿应处于安静状态。婴幼儿以腹式呼吸为主，按小腹起伏计数。除呼吸频率外，还应注意呼吸的节律及深浅。婴幼儿腕部脉搏不易扪及，可计数颈动脉或股动脉搏动，也可通过心脏听诊测得。

（3）血压：测量时袖带的宽度应依患儿年龄不同进行选择，袖带宽度为上臂的2/30新生儿及小婴儿可用心电监护仪或简易潮红法测定。

（4）体重、身高（长）。

3．皮肤和皮下组织。观察皮肤颜色，有无苍白、潮红、黄疸、皮疹、瘀点、瘀斑等；观察毛发颜色、光泽，有无脱发；触摸皮肤温湿度、弹性、皮下脂肪厚度，有无脱水、水肿等。

4．淋巴结。检查枕后、颈部、耳后、腋窝、腹股沟等处淋巴结的大小、数目、质地和活动度等。

5．头部。

（1）头颅：头颅形状、大小并测量头围，检查前囟大小和紧张度、是否隆起或凹陷；婴儿注意有无颅骨软化、枕秃；新生儿有无产瘤、血肿等。

（2）面部：有无特殊面容。

（3）眼耳鼻：眼睑有无水肿、下垂，眼球是否突出、斜视，结膜是否充血，巩膜是否黄染，角膜有无溃疡以及瞳孔的大小和对光反射情况；注意外耳道有无分泌物，提耳时是否疼痛；鼻翼是否扇动，有无鼻腔分泌物、鼻塞等。

（4）口腔：口唇是否苍白、发绀、干燥，有无张口呼吸，硬腭和颊黏膜有无溃疡、麻疹黏膜斑、鹅口疮，牙齿的数目和排列，有无龋齿，咽部是否充血，扁桃体是否肿大等。

6．颈部。有无斜颈等畸形，甲状腺是否肿大，气管是否居中，有无颈抵抗等。

7．胸部。

（1）胸廓：检查胸廓是否对称，有无畸形，如肋骨串珠、鸡胸、漏斗胸等；肋间隙是否凹陷，有无"三凹征"等。

（2）肺：注意呼吸频率、节律，有无呼吸困难；触诊语颤有无改变；叩诊有无浊音、鼓音等；听诊呼吸音是否正常，有无啰音等。

（3）心：注意心前区是否隆起，心尖搏动是否移位；触诊有无震颤；叩诊心界大小；听诊心率、节律、心音，注意有无杂音等。

8. 腹部。新生儿注意脐部有无分泌物、出血，有无脐疝；触诊腹壁紧张度，有无压痛、反跳痛，有无肿块、肝脾肿大等，并注意有无肠型，叩诊有无移动性浊音；听诊肠鸣音是否亢进；腹水患儿应测腹围。

9. 脊柱和四肢。观察脊柱有无畸形，有无"O"形或"X"形腿，有无手镯、足镯征等佝偻病体征。

10. 肛门及外生殖器。检查有无畸形、肛裂，女孩阴道有无分泌物，男孩有无包皮过长、阴囊鞘膜积液、隐睾、腹股沟疝等。

11. 神经系统。观察患儿的神志、精神状态，有无异常行为，检查四肢的活动、肌张力和神经反射，注意是否存在脑膜刺激征。新生儿应检查某些特有反射是否存在，如吸吮反射、握持反射、拥抱反射等。

三、家庭评估

家庭评估是儿童健康评估的重要组成部分，患儿与其家庭成员的关系是影响其身心健康的重要因素。

（一）家庭结构评估

1. 家庭组成。应包括整个家庭支持系统。评估时涉及父母目前的婚姻状况，是否有分居、离异及死亡情况，同时了解患儿在家庭危机事件中的反应。

2. 家庭成员的职业及教育状况。父母的职业包括工作强度、工作满意度、工作地与居住地之间的距离以及是否暴露于危险环境等。还应评估家庭的经济状况、医疗保险等。父母的教育状况即教育经历、所掌握的技能等。

3. 家庭及社区环境。家庭环境包括住房类型、居住面积、房间布局、安全性等。社区环境包括邻里关系、学校位置、上学交通状况、娱乐空间和场所、环境中潜在的危险因素等。

4. 文化及宗教特色。此方面的评估应注重家庭育儿观念、保健态度、饮食习惯等。

（二）家庭功能评估

1. 家庭成员的关系及角色。成员之间是否亲近、相互关心，有无偏爱、溺爱、冲突、紧张状态等。

2. 家庭中的权威及决策方式。评估父母的权力分工对家庭的影响。传统上，母亲在照顾家人生活和健康上承担更多责任，父亲在家庭重大事项的决策上起主导作用。

3. 家庭的沟通交流。评估父母是否鼓励孩子与他们交流，孩子是否耐心倾听父母的意见，家庭是否具有促进患儿生理、心理和社会性成熟的条件；与社会的联系情况，是否能从中获得支持。

4. 家庭卫生保健功能。评估家庭成员有无科学育儿的一般知识、家庭用药情况、对患儿疾病的认识、提供疾病期间护理照顾的能力等，同时了解家庭其他成员的健康状况。

（三）注意事项

应使用沟通技巧，获得家长的信任、理解和支持，注意保护涉及隐私的问题。

第三节　住院患儿及其家庭的心理反应与护理

患儿疾病带来其躯体上的痛苦，住院后接触陌生的环境、接受各种检查和治疗护理操作等，又会使患儿产生恐惧、焦虑不安的心理反应。因此，护士应了解住院患儿的心理反应，做好心理护理。

一、各年龄期患儿对疾病的认识

1. 幼儿及学龄前期儿童。此期儿童对自己身体各部位及器官的名称开始了解，对于发病的原因常用自身的感情行为模式来解释，常将痛苦与惩罚联系在一起，对疾病缺乏认识。

2. 学龄期儿童。此期儿童认知水平逐渐增强，对身体各部分的功能以及疾病的病因有了一定的认识，在疾病治疗过程中关注自己的身体和治疗，开始恐惧身体的损伤和死亡。

3. 青春期儿童此期儿童抽象思维能力进一步提高，能够认识疾病的原因以及对疾病的发生和治疗有了一定的理解，但对疾病造成身体功能的损害和外表改变难以接受。

二、患儿对住院的反应与护理

（一）住院患儿的心理反应

1. 分离性焦虑。指由现实或预期的与家庭、日常接触的人或事物分离时引起的情绪低落，甚至功能损伤。

（1）分离性焦虑表现的分期

1）反抗期：患儿常表现为哭叫、认生、辱骂甚至拒绝医护人员的照顾和安慰等。

2）失望期：发现分离的现状经过自身的努力不能改变，表现为沉默、沮丧、顺从。部分患儿可出现退化现象，即出现患儿过去发展阶段的行为，如尿床、吸吮奶嘴和过度依赖等，这是患儿逃避压力常用的一种行为方式。

3）否认期：长期与父母或亲密者分离可进入此阶段。患儿克制自己的情感，能与周围人交往，配合医护人员的各种诊疗程序，以满不在乎的态度对待父母或亲密者的探视或离去。这一阶段往往会被误认为患儿对住院生活适应良好，但却使患儿与父母之间的信任关系受到损害，患儿成年后不易与他人建立信任关系，甚至影响成年后的人际交往，还可能出现注意力缺陷、以自我为中心以及智力下降等问题。

（2）不同年龄阶段分离性焦虑的特点

1）婴幼儿期：患儿对父母或照顾者的依恋十分强烈，6个月后的婴儿就能意识到与父母或照顾者的分离，住院导致的分离性焦虑常表现为明显的哭叫行为。

2）学龄前期：患儿由于进入日托机构接受学前教育等原因，其社会交往范围较婴儿期扩大,日常生活中对父母或照顾者的依恋没有婴幼儿期明显,但在疾病和住院影响下,患儿往往希望获得陪伴和安慰,住院导致的分离性焦虑常表现为偷偷哭泣、拒绝配合治疗等。

3)学龄期和青春期:患儿已开始学校的学习生活,由于学校生活、同学和朋友在其日常生活中所占位置越来越重要,住院的分离性焦虑更多的来源于与同学和朋友的分离,患儿常担心学业的落后,感到孤独等。

2. 失控感。是对生活中和周围所发生的事情感到有一种无法控制的感觉。医院的各项规章制度和住院期间的各种诊疗活动,常使患儿体验到失控感。不同年龄段儿童由于住院导致失控感的原因和后果也有所不同。

(1)婴儿期:此期患儿已能通过简单的表情、姿势等逐渐学会对外部世界的控制,住院的诊疗活动,特别是侵入性的诊疗活动会使患儿有失控感,易导致患儿产生不信任感和不安全感。

(2)幼儿及学龄前期:此期患儿正处于自主性发展的高峰,住院的规章制度和诊疗活动带来的失控感会使患儿感受强烈的挫折,患儿常有剧烈地反抗,同时伴有明显的退化行为。

(3)学龄期:此期患儿已能较好地处理住院和诊疗活动导致的限制和挫折,但对死亡、残疾和失去同学和朋友的恐惧会导致失控感。

(4)青春期:此期患儿独立自主意识增强,住院和诊疗活动常使其感到对自己身体和生活的控制受到威胁,感到挫折和愤怒,很难接受诊疗引起的外表和生活方式改变,从而导致对治疗的抵触和不依从。

3. 对疼痛和侵入性操作的恐惧。对疼痛的恐惧在各年龄段都是相似的,但幼儿及学龄前期患儿会害怕身体的完整性受到破坏,对侵入性操作和手术过程会感到焦虑和恐惧。

4. 羞耻感和罪恶感。幼儿和学龄前期患儿易将患病和住院视为惩罚,如错误观念得不到纠正,随着学龄后期道德观念的建立,患儿会产生羞愧、内疚和罪恶感等心理反应。

(二)住院患儿的心理护理

1. 平时教育。在日常生活中,鼓励父母和教师等对儿童进行医院功能的简单介绍,禁止用住院或者诊疗行为进行恐吓,使儿童对医院形成正确的认识。条件允许时可组织参观医院,学习简单的健康知识,有利于患儿理解住院的目的,尽快熟悉医院环境。

2. 防止或减少被分离的情况。有条件时,应鼓励父母和照顾者来院陪护,可以明显缓解婴幼儿和学龄前儿童的分离性焦虑。同时还应注意满足陪护者的生活需求,体现以家庭为中心的护理理念。

3. 减少分离的不良反应。当住院导致的分离不可避免时,护士应与家长协作,采用积极的方式应对分离。

(1)陌生的环境和工作人员可能使患儿感到恐惧,可将病房布置为患儿熟悉的环境,建议家长准备患儿喜欢的日常用品,如玩具、杯子、毯子等,提高其适应分离的能力。

（2）在护理患儿时主动介绍自己，以及介绍医院的环境和同病室患儿，有利于患儿尽快适应医院环境，缓解不安和焦虑。

（3）学龄期患儿可坚持学习，与学校老师和同学通讯联系，允许同学来院探视。

（4）向患儿解释分离的原因，并应定期探视。

4．缓解失控感。

（1）在不违反医院规定和患儿病情允许的情况下，鼓励患儿自由活动。有条件时，可尽量保持患儿住院前的日常活动，如收看喜欢的电视节目、参与其喜爱的娱乐活动等。

（2）在诊疗活动中，也可提供一些自我决策的机会缓解失控感，例如：在静脉输液时，提供各种颜色的止血带让患儿选择、固定针头时选择胶布的数量和长短等，这样能明显地缓解住院带来的失控感。但是应避免询问患儿不能进行选择的情景，例如询问患儿"要不要打针？"会让患儿觉得可以不打针，应该询问患儿"要打针了，你想选择坐着打，还是躺着打呢？"

5．应用游戏或表达性活动来减轻压力。游戏不仅有助于患儿的生长发育，在住院时也可帮助患儿应对住院带来的各种压力。

（1）游戏可以促进患儿表达，帮助理解患儿的想法。例如：可通过医师、护士和患者的角色扮演游戏或木偶游戏，了解患儿对疾病、住院、诊疗的认知、感受和需求。

（2）游戏可以帮助治疗，可采用放松和转移注意力的游戏缓解疼痛，例如：术后需要进行深呼吸训练时，可以让患儿吹风车分散注意力以缓解疼痛。

6．发掘住院的潜在正性心理效应。应积极地引导和发挥这种潜在的正性心理效应。

（1）住院虽然是不愉快的经历，但住院作为患儿生活中的一个应激事件，是促进父母和患儿关系发展的契机。

（2）住院是一个教育过程，根据患儿及其家庭的需要和理解程度，为其提供相关疾病的健康指导。

（3）成功地应对疾病能提高患儿的自我管理能力。患儿能发挥其独立能力，自我护理，从而更加自信。

（4）住院为患儿提供了一个特殊的接触社会的机会，能够近距离了解医务人员的工作，同其他患儿和家长交流，互相支持。

三、家庭对患儿住院的反应与护理

儿童患病和住院会使家庭进入应激状态，家庭需作出调整以应对危机。良好的适应能帮助和支持患儿积极应对疾病，并维持正常、健康的家庭功能。

（一）家庭对患儿住院的反应

1．家庭对患儿住院的心理反应。

（1）父母对患儿住院的心理反应

1）否认和质疑：在患儿确诊疾病和住院的初期，家庭处于震惊和慌乱中，如果患儿的疾病较为严重，父母往往对患儿的确诊表示质疑和难以接受。

2）自责和内疚：患儿父母通常会追寻疾病的原因，如有线索提示父母有任何行为或因素导致患儿患病及病情加重，特别是当患儿病情严重时，父母常会感到自责和内疚。

3）不平和愤怒：父母常会感到不平和愤怒，并将这种愤怒向家庭其他成员以及护士发泄，引起患儿父母与家庭成员或护士间的矛盾和冲突。

4）痛苦和无助：目睹患儿忍受病痛和接受痛苦的诊疗时，父母会非常痛苦，面对压力不知所措，产生无助和孤独感。

5）焦虑和悲伤：患儿预后的不确定性，会让家庭成员焦虑、担忧和预期性的悲伤，严重时会产生心理障碍，甚至影响生理功能。

（2）兄弟姐妹对患儿住院的心理反应：对于有多个孩子的家庭，患儿住院的初期，兄弟姐妹们可能会为过去与患儿打架或对其不够友爱而感到内疚，并认为他们的某些行为导致了患儿的疾病。兄弟姐妹也可能对自己的身体健康表示担忧，害怕自己患上类似疾病，产生焦虑和不安全感。随着患儿住院时间的延长，兄弟姐妹可能嫉妒患儿独占了父母的注意力和关爱，甚至产生怨恨的心理。

2．患儿住院对家庭功能的影响。

（1）确诊疾病和住院的初期：家庭为了应对危机，会作出调整和妥协，家庭成员会更关心家庭事务，在工作、个人爱好和照顾患儿之间作出选择、让步和妥协。疾病可能会帮助家庭暂缓一些家庭所面临的危机，也有可能加剧矛盾，导致家庭成员对立和家庭的分裂。

（2）患病和住院的延续期：随着患儿住院时间的延长，家庭的重心将不会一直放在患儿身上，家庭成员会希望并逐渐恢复日常生活，如果患儿疾病未能好转或持续恶化，家庭需要接受由此导致的永久改变，家庭成员可能会因为儿童的疾病而感到筋疲力尽。

（二）住院患儿的家庭支持

儿科护理强调以家庭为中心，应与患儿家庭合作，帮助家庭应对危机，维持正常的家庭功能。并评估每个家庭的需要，有针对性地进行干预。

1．对患儿父母的支持。

（1）向父母介绍医院的环境、工作人员，讲解疾病的知识，解释患儿的情况、用药的目的等，帮助父母缓解患儿住院带来的无助感。

（2）鼓励父母探视或陪护患儿，也可让父母参与患儿的护理，并指导父母科学照顾患儿；同时安排家庭成员轮换陪护患儿，并提供陪护的各项便利措施，如陪护床、简便的生活设施等，使父母能得到休息。

（3）鼓励和提醒父母休息、活动和摄取足够营养，以保持身体健康，向父母解释保持身体健康才能更好地帮助和支持患儿。

（4）组织住院患儿的父母们座谈，分享患儿住院后的感受和经验，互相鼓励提供支持；告知医院的电话和联系方式，有疑问时可以与医院联系。

（5）安排充足的时间与患儿父母沟通，使用开放性问题向其提问，倾听患儿父母的感受，以减轻父母内心的压力。

2．对患儿兄弟姐妹的支持。

（1）鼓励和提醒父母向患儿的兄弟姐妹解释目前的情况，并公开讨论，了解其内心的想法和感受，使疑惑获得解答，避免兄弟姐妹感觉被家庭隔绝在外。

（2）允许患儿的兄弟姐妹到医院探视或通过电话与患儿交流，或者可以给其提供患儿的照片；医院探视时，应向兄弟姐妹介绍医院环境和设备，避免产生恐惧或发生意外；鼓励兄弟姐妹参与对患儿的护理。

（3）鼓励家庭集体活动，如家庭聚餐、集体游戏等。

（4）帮助父母理解、应对患儿兄弟姐妹所经历的反应，如果兄弟姐妹有内疚应注意评估，给予关注。如果内疚感持续存在，则需要进一步心理干预。

第四节　与患儿及其家长的沟通

沟通是人与人之间传递信息、观念、态度或情感的交流过程。良好的沟通是顺利落实护理计划的必要条件，也是增进护患关系的基础。

一、与患儿的沟通

（一）儿童沟通的特点

儿童在8岁前，语言沟通能力差，抽象思维发育不成熟，不能用语言准确表述自己的想法，但在非语言沟通方面，儿童已经能够熟练地通过他人的面部表情、着装、语调、手势等获取正确的信息。8岁后才开始流利地使用语言沟通，并逐渐接近成人。儿科护士应根据患儿的年龄，灵活运用语言和非语言的沟通方式与患儿交流。

（二）与患儿沟通的技巧

1．适当地使用语言沟通。与患儿交流时，护士应注意患儿的年龄和发育水平，选择适合的方式与患儿交流，并根据患儿的反应随时调整沟通的方式。在沟通中，应吐字清晰，注意语速、语调和音量，避免使用模棱两可、封闭式、否定式的语句，而应使用肯定语句和患儿熟悉的语言，既可帮助患儿理解，又能使患儿主动配合。

2．平等对待和尊重患儿。患儿虽然年龄小、经历少甚至对外界一无所知，但护士在与患儿交流时要给予尊重、平等对待。在体态上，护士与患儿交流时应保持目光的接触，与患儿的视线保持水平，但不可凝视，既维护患儿自尊，又增加亲切感，增强沟通效果。

3．保持诚信。与患儿交流时，避免使用哄骗性语言，应如实向患儿提供有关的知识，特别是患儿将要听到、看到和感受到的信息，不要试图隐瞒和欺骗，以免破坏护患之间的互信关系。

4．适时使用非语言沟通。应注意仪表整洁、面带微笑，以增加患儿安全感和信任感，增加交流的主动性。在适当的时候使用肢体的接触给予患儿拥抱或抚摸，有利于其获得安全感及身心方面的满足，同时也是一种很好的交流方式。

5. 合理安排娱乐活动。可与患儿一起参与游戏，并善于利用游戏与患儿交流，了解患儿内心的想法，帮助患儿发泄痛苦；也可通过绘画、讲故事的形式，了解患儿难以用语言表达的内心感受，在接受侵入性操作后，可以让患儿给玩具打针以发泄痛苦和内心感受，以及利用玩偶扮演医师和患者的医疗游戏向患儿解释手术程序。

二、与患儿家长的沟通

为使与患儿家长沟通顺畅、有效，儿科护士应尽量做到以下几点。

1. 建立良好的第一印象。与患儿家长沟通时，取得患儿家长的信任是首要任务。护士在与患儿家长初次接触时，应积极热情，耐心倾听患儿家长的观点和想法，体现对患儿健康状况的关心，并告知家长如何获取护士的帮助，避免家长感觉被冷落和忽视。

2. 使用开放性问题鼓励家长交谈。护士应尽量使用开放性问题鼓励家长交谈，并注意倾听和观察非语言信息，适时引导谈话主题，避免与患儿家长的交流偏离目标和主题。

3. 恰当地处理冲突。由于担忧患儿的病情，家长易产生怀疑，表现出心情烦躁、易怒。护士应换位思考，理解患儿家长的心情，针对家长的问题，不可搪塞应付或使用家长难以理解的医疗术语。进行各项操作时应给予耐心细致的解释，表现出对患儿的关心爱护，避免让患儿家长产生不信任感。

第五节　儿童用药特点与护理指导

药物是治疗疾病的一个重要手段。儿童与成人不同，儿童的器官功能发育尚不成熟，对药物的不良反应较为敏感，因此儿童用药要注意药物的选择、给药途径及精确的剂量等，做到合理用药。

一、儿童用药特点

（一）不同年龄阶段用药特点

1. 新生儿期。由于婴儿的肝脏发育不成熟，药物代谢较差，易在体内蓄积，如氯霉素可引起灰婴综合征；磺胺药、维生素K_3等可引起高胆红素血症。肾脏功能发育不全，药物排泄缓慢，故在应用庆大霉素、巴比妥等药物时，应注意用量。由于新生儿皮肤薄，皮肤局部用药吸收较多，容易引起中毒。

2. 婴幼儿期。婴幼儿的神经系统发育尚未完善，一些药物易通过血—脑屏障而引起中枢神经系统症状，用药时应特别慎重。如吗啡、哌替啶（杜冷丁）等药物容易引起呼吸中枢抑制，一般不宜使用；但对苯巴比妥、水合氯醛等镇静药，敏感性较低，耐受性较大，需注意合理使用。

3. 儿童期。机体尚未发育成熟，对药物的反应与成人有所不同。如对于镇静药、阿托品、磺胺类药、激素等耐受性较大；对水、电解质的调节能力差，使用影响水、电解质代谢和酸碱代谢的药物较成人更易发生紊乱，如用酸碱类药物较易发生酸、碱失衡，使用利尿药较易引起低血钾。此外，四环素可使牙釉质发育不良，牙齿发黄，因此7岁以前忌用。

（二）乳儿受母亲用药的影响

一般情况下，乳母用药后对乳儿的影响不大。但有些药物在乳汁中的含量较大，如苯巴比妥、地西泮、水杨酸盐、阿托品等，故应慎用。有些药物在乳汁中的浓度较高，如抗癌药、放射性药物、抗甲状腺激素药物等，哺乳期应禁用。

（三）先天遗传因素

对有遗传病史的患儿要考虑到对某些药物的先天性异常反应，家族中有药物过敏史者，要慎用某些药物。

二、药物选择

为患儿用药时，护士除需掌握所用药物的特点外，还要结合其年龄、病情，合理用药，并注意药物的特殊反应和远期影响，以达到最佳疗效。

（一）抗生素

患儿使用抗生素应严格掌握适应证和用药的注意事项。如不合理的使用链霉素、庆大霉素、妥布霉素等，可能会造成听神经和肾的损害；不合理使用喹诺酮类抗生素，可能会影响骨骼发育；大剂量或多种抗生素滥用，可导致肠道菌群失调和消化功能紊乱等。故应严格把握用药的剂量、疗程，密切观察药物反应及不良反应。

（二）退热药

儿童发热，在体温高于38.5℃时才使用药物降温，有高热惊厥史患儿可在体温上升期及早应用退热药物，多采用对乙酰氨基酚和布洛芬退热，但剂量不宜过大，用药后注意观察病情变化、及时补充液体。小婴儿退热多采用物理降温和多饮水等措施，婴儿不宜使用阿司匹林，防止发生Reye综合征。

（三）镇静止惊药

患儿出现高热、惊厥、烦躁不安等情况时，可选用镇静止惊药。常用药物有苯巴比妥、水合氯醛、地西泮等。使用时应注意观察患儿呼吸、脉搏、血压的变化，尤其注意防止呼吸抑制的发生。

（四）镇咳、化痰、平喘药

婴幼儿一般不用镇咳药，当呼吸道分泌物多、痰液黏稠不易咳出时，可用化痰药物或雾化吸入法稀释分泌物，配合叩背、体位引流及多饮水，则易于咳出；哮喘患儿提倡用β受体激动剂局部用药，使用时注意观察精神症状。

（五）止泻药与泻药

患儿腹泻一般不主张用止泻药，因为止泻药虽然可以缓解症状，但可加重肠道毒素的吸收，故一般采用饮食调整、补充液体，或加用活菌制剂如双歧杆菌、乳酸杆菌，调节肠道微生态环境。患儿便秘较少使用泻药，多通过饮食调整，如多食蔬菜、水果、蜂蜜等，必要时遵医嘱使用缓泻药。

（六）糖皮质激素

在诊断未明确时不宜滥用，以免掩盖病情。使用时必须严格掌握适应证，告知患儿及家长严格遵医嘱执行，不可随意停药或减量，避免出现反跳现象。长时间使用可抑制骨骼生长，影响蛋白质、脂肪、水和电解质代谢，降低机体抵抗力。因此，应注意保护患儿避免发生感染。另外，水痘患儿禁用糖皮质激素，防止加重病情。

三、药物剂量计算

（一）按体重计算

许多药物已经标出每千克体重、每日或每次需要量，此法计算是最基本、最常用的计算方法。计算公式为：

每日（次）剂量=患儿体重（kg）×每日（次）每千克体重所需药量

患儿体重应按实际所测得值为准。若按体重计算结果超过成人剂量，则以成人量为限。

（二）按体表面积计算

此法计算药物剂量更准确，因体表面积与基础代谢、心搏量等生理活动关系密切。儿童体表面积的计算公式为：

≤30kg体表面积（m^2）=体重（kg）×0.035+0.1

＞30kg体表面积（m^2）=[体重（kg）−30]×0.02+1.05

儿童用药剂量=体表面积（m^2）×每日（次）每平方米体表面积需药量

（三）按年龄计算

用于不需精确计算药物剂量和剂量范围大的药物，如营养类药物。

（四）按成人剂量计算

由于所得剂量偏小，一般不常采用。计算公式为：儿童剂量=成人剂量×儿童体重（kg）/50。

四、给药方法

给药的方法应根据年龄、病情、药物性质来选择，以保证药效和减少对患儿的不良影响为目的。

（一）口服法

是最常用的给药方法。婴幼儿常用糖浆、水剂、冲剂，也可将药片捣碎加水调匀后吞服（有些肠溶片及缓释制剂不可用此法），亦可用滴管法。大龄儿童应尽量教会并鼓励自己服药。小婴儿喂药时最好将其抱起或抬高头部，避免呛咳，必要时可采用鼻饲给药。任何药物均不宜用奶送服。

（二）注射法

注射法对患儿精神刺激大，对局部造成一定的损伤，故非病情必需较少采用，多用于急重症、药物不宜口服或频繁呕吐者的患儿。包括肌内注射、静脉注射、静脉点滴。2岁以下儿童肌内注射多选用臀中肌、臀小肌注射，对不合作的患儿，注射时采取"三快"即进针快、注药快、拔针快，以减轻疼痛，避免断针等意外。长时间肌内注射易引起臀肌挛缩，影响下肢功能，应注意调整、更换注射部位。静脉注射多用于抢救，注射时速度宜慢并注意防止药液外漏。静脉点滴在临床广泛使用，应注意根据患儿年龄、病情、药物性质调节滴速，并保持静脉通畅。

（三）外用药

外用药的剂型有软膏、水剂、混悬剂、粉剂等。因用药部位的不同，对患儿的手可采取适当的约束，避免儿童抓摸药物，误入口、眼引起意外。

（四）其他方法

雾化吸入法较常采用。灌肠法、舌下含化、含漱法常用于大龄儿童。

第六章　儿童青少年的心理卫生

第一节　心理卫生的意义

一、什么是心理卫生

心理卫生又称精神卫生，是一门运用心理科学理论去指导不同人群，使他们通过自身努力去追求和实现心理完满的学科。心理卫生工作必须以物质文明为基础，而它本身则是精神文明建设的重要组成部分。没有心理卫生，就没有真正的社会精神文明。

心理卫生内容广泛，包括许多与保护和增进人的心理健康的心理学原则、方法及措施。其中既涉及精神疾病的预防，也含有培养人的性格与情操、促进社会精神文明的内容。就学校心理卫生来说，主要目的是：

1. 提高学生心理素质。
2. 增强抵御不良引诱和社会适应能力。
3. 培养德智体全面发展的合格人才。

陈家麟的《学校心理卫生学》中，将学校心理卫生学定义为"保护和促进学生心理健康的科学"。认为学校心理卫生学的研究内容应有：

1. 中小学生的心理健康标准。
2. 学生心理健康与全面发展的关系。
3. 影响学生心理健康的因素。
4. 学生心理健康问题的诊断，咨询和治疗问题。
5. 学生常见心理健康问题的临床表现，病因，矫正措施和方法。
6. 预防学生心理健康问题的措施等。

二、心理健康的目标

1999年6月13日发布的《中共中央国务院关于深化教育改革全面推进素质教育的决定》中指出："面对新形势，由于主观和客观方面的原因，我们的教育观念、教育体制、教育结构、人才培养模式、教育内容和教学方法相对滞后，影响了青少年的全面发展，不适应提高国民素质的需要。"

针对这一要求，学校心理卫生教育的总目标是：针对新形势下青少年成长的特点，加强学生心理健康教育，培养坚忍不拔的意志、艰苦奋斗的精神，提高适应社会生活的能力。具体措施包括以下几个方面：

1. 改革学校教育的指导思想和教育结构，重视培养学生心理素质。
2. 通过不断培训，完善教师的知识结构，提高教师的心理素质。

3. 通过心理卫生教育和相应服务，提高中小学生的心理健康水平。

现代教育的发展，正实现教育重心的大转移：从偏重自然科学知识转向同样重视人文科学知识。从只重课程内容，转向对学生自身素质与潜能的培养。国际21世纪教育委员会向联合国教科文组织提交的研究报告《教育——财富蕴藏其中》中提出：教育的四大支柱是：使学生学会认知、学会做事、学会共同生活和学会生存。为此，要唤起学生对知识的好奇心。进行注意力、记忆力、思维能力等培训。促进每个人的身心、智力、敏感性、审美意识、责任感、社会价值观等全面发展。该报告强调指出，教育不应忽视人的任何一种潜力：记忆力、推理能力、美感、体力和交往能力等。

美国现代教育理论认为，学校应为学生提供四部分课程：①有关个人的成长，包括自尊和自信的建立，动机、交流、处理人际关系的能力技巧等；②生活技能培养，着重创造性解决问题和自我管理能力；③学会如何学习的技巧，使学习成为青少年终生的过程，并且充满乐趣；④提供各种具体内容实例，培养青少年如何应对各种生活挑战（尤其是突如其来的重大生活事件）的能力。其他发达国家，如日本、德国等，都重视对青少年的心理教育，在教育内容上则各有特色。

我国从20世纪80年代开始重视心理卫生，起步较晚，但发展迅速。1993年，教育界把心理教育写进了《中国教育改革和发展纲要》。《中共中央关于进一步加强和改进学校德育工作的若干意见》中指出，要"通过多种方式对不同年龄层次的学生进行心理健康教育和指导，帮助学生提高心理素质，健全人格，增强承受挫折、适应环境的能力"。1999年国务院批转教育部制定的《面向21世纪教育振兴行动计划》中，再次提出，学校要进行心理健康教育。

第二节 儿童青少年的心理问题

一、儿童青少年的异常心理表现

（一）小学生常见心理问题

自学习生活开始，儿童就迈入了一个心理发展的崭新时期。认知、情绪、意志和行为等心理结构和个性品质获得质的飞跃。小学生能否达到心理正常发展水平，取决于多种因素制约，也取决于学生如何去应对他们自身在发展中面临的矛盾，并如何解决。

小学生心理发展的主要矛盾是：

1. 生理发育和心理发展速度不同步、不均衡的矛盾。

2. 认识、情感、意志等心理过程发展不协调的矛盾。

3. 个性心理结构发展不完整的矛盾。

4. 自我发展与外部要求不一致的矛盾。应说明的是，所谓个性心理结构，由个性倾向和个性心理特征共同组成。个性倾向性，包括需要、动机、兴趣、信念、人生观、世界观等成分。个性心理特征，则含有能力、气质、性格等成分。由于个性心理结构的复杂多样，更由于社会环境、学校教育对个性塑造的不同作用，小学生在个性心理结构发展中很难保持平衡、稳定，往往会出现发展过程不完整的矛盾现象。主要的心理问题表现在以下几个方面：

（1）智力发展问题。譬如，观察力、注意力、记忆力、思维力、想象力等均落后于同龄人。不能自觉、主动学习、尤其是书写、计算困难。语言表达和形象思维贫乏，反应迟钝。平时的课堂练习、作业、考试均不能达到及格要求。对这些学生，应考虑是否弱智，或后天因素造成的智力发育迟滞。需及早去专业的儿童心理门诊，进行智力测试并确诊。

（2）性格发展问题。主要表现为，胆小、羞怯、孤僻、不合群、对集体生活不能适应。以自我为中心，长期不守纪律。任性、骄横，严重缺乏自我约束能力。有不符合其年龄特征的各种怪癖和不健康的行为表现。

（3）品德发展问题。主要表现在道德行为习惯和行为方式上，如：

1）不讲个人卫生，缺乏生活自理能力，作息时间混乱，对人不礼貌等不良行为习惯。

2）打架、骂人、抽烟、赌博、欺负女生、偷窃等违法犯罪倾向的行为。

3）与社会上的不良少年交往，逃学等潜在危险行为。

（4）情绪和行为问题。包括：

1）情绪发展障碍，喜怒无常，不能控制情绪，影响学习和人际关系。

2）心理需要障碍，物质需要过度膨胀，追求吃喝玩乐。学习不努力、缺乏学习动力，精神需要低下，甚至因此而厌学，逃学。

3）意志行动障碍，言行不一致，做事怕困难，不守信用。

4）不诚实与认知障碍，好虚荣，说谎成性，辨别是非能力差。

5）对抗心理与盲目反抗，与老师、家长情绪对立，逆反心理严重，可出现越轨行为。

6）冲动性行为表现，破坏公物，离家出走，出口伤人等。

7）社会交往困难，不善于与同龄人相处，不受欢迎，或过于孤僻。

8）攻击性行为，凡事不能吃亏，动辄打架、伤人，严重者可成为"校园小霸王"。

（5）学习障碍问题。包括：

1）注意力缺乏症，不能坚持10分钟以上的学习，但对有兴趣的活动可集中注意力，主要是缺乏学习兴趣，没有经过良好学习习惯的训练。

2）儿童多动症，无目的地乱动，即使对有兴趣的活动也难于坚持，不能进行正常课堂学习。14岁以下儿童中约占1%，一般都有生理原因，如因母亲难产，导致孩子出生时窒息。或幼时患严重疾病，影响神经系统协同协调发展。应到权威医疗机构确诊，防止"乱贴标签"，将正常孩子的活泼好动和顽皮也归入"多动症"范畴。

3）慵懒症，主要表现为异常慵懒，缺乏责任心。

4）学习情绪消极，多因师生或亲子关系紧张、惩罚过多，导致严重缺乏成功感。

小学阶段出现的上述心理问题如不能及时解决，将延续到中学阶段。也有的学生，小学阶段学习成绩较好，心理问题没有暴露，而进入中学才暴露。所以，以上问题在中学阶段仍会存在，程度则往往更为严重。

（二）中学生常见心理问题

主要表现在以下五个方面：

1．因性发育导致的各种紧张、困惑得不到疏泄，由此产生性心理问题，如：

（1）对女生来月经，男孩出现遗精，以及男女第二性征发育有关的生理现象，分不清哪些是正常，哪些是异常。

（2）对伴随性发育而来的自我意识变化感到疑惑不解。

（3）女孩出现生理性痛经，担心自己有病。

（4）男孩有手淫等自慰行为，但又无法自我克制，担心影响身体健康。

（5）对自己的体型、相貌、生殖器官发育水平不满意，产生所谓"体像烦恼"。

（6）爱慕异性，产生单相思，或不知该如何和异性相处，如何区分来自异性的友情与爱情，难以掌握分寸，影响学习和人际关系。

（7）因异性关系处置不当，发生婚前性行为，甚至导致未婚先孕、感染上性传播性疾病等。

2．因难以适应新的学习环境和方法，产生沉重的心理压力。这一现象在中学生中比较普遍。主要表现有：

（1）从小学升入初中，思维方式从直观形象为主转为抽象思维为主，不能单靠死记硬背。从初中升入高中，知识越来越多依靠自学获得，抽象理解和逻辑思维占据主导地位。许多学生一时难以适应这些变化，数理化成绩大幅下降。

（2）部分学生对学习环境、新的师生关系难以适应，不能耐受挫折失败，导致情绪大幅波动，产生严重心理压力。

（3）未形成良好学习习惯，不能自主、有效学习。

（4）缺乏健康竞争心理，产生自卑、嫉妒等不良情绪。

（5）在沉重的学习压力下，产生对考试的紧张焦虑。出现"考试紧张综合征"等。

（6）不善于劳逸结合，不懂得科学用脑，因学习过度疲劳和紧张，引起各种心理障碍或神经症，等等。

3．不良行为习惯，最多见的是吸烟、饮酒问题。调查证实，我国成年男性吸烟者中，75.6%自15～24岁开始吸烟。女性15岁以上吸烟率为7.04%。青少年吸烟率平均约在20%左右。美国12～17岁的中学生有1/3以上经常饮酒，我国中学生饮酒现象近年来也有显著增加。

4．不良的个性品质，主要有偏激、狭隘、嫉妒、敌对、暴躁、依赖、孤僻、怯懦、自卑、神经质等。

5．应试及就业问题，主要是升学及就业压力，和不良的个性品质表现通常是相辅相成的，应给予具体的咨询和指导。

二、心理疾病产生的原因

心理问题的产生既受遗传影响，也和环境因素有关。年龄越小，受家庭、学校及社会环境的影响越大。因此可以说，中小学生的心理行为表现，犹如一面镜子，能真实反映出其生活、学习的环境。中小学生心理问题的影响因素有以下几个方面：

（一）家庭的影响

1. 家庭的影响作用。家庭教育在中小学生心理健康发展过程中有重要的影响。这一影响通过两个方面来实现。

（1）育儿方式对孩子心理健康的直接影响。

（2）家长的教育水平高低，对孩子的期望，所提供的物质和精神支持，可通过学校教育得以间接反映。因此，当一位学生出现心理问题时，应考虑到他所受的家庭影响，换言之，应了解其成长过程的家庭背景，如：

1）父母文化、职业、年龄和婚姻质量。

2）父母的人格、对教育的观念、态度和方式。

3）家庭的变迁与孩子的成长经历。

4）家庭氛围与亲子关系现状。

2. 家庭教育的误区对学生心理卫生的影响。不少家庭在家教方面存在着明显的误区，有以下四类表现：

（1）片面的家教观念，如：

1）重养育轻教育，重生理轻心理的观念。在这一观念影响下，许多家长只注意孩子的吃穿，不注意对孩子的教育。尤其精神教育，导致部分学生心理需求出现畸形发展。高级（精神）需求萎缩，低级（物质）需求膨胀。个别学生甚至走上单纯追求物质贪欲的歧途。

2）智育中心论。重智育，轻德育和体育。导致许多中小学生只知道围着分数转，忽视对自己的道德品质和人格培养。

3）利己主义教育观。有些家长在内心深处，将孩子看作自己的私有财产，培养、教育子女的出发点往往出于个人虚荣心，或满足自己的功利目的。因此，对孩子期望值过高但又不尊重其个性，常导致严重的亲子关系冲突。

（2）错误的家教方式，如：

1）溺爱。对孩子缺乏客观评价，包办代替，过于保护。或一切以孩子为中心。这些都容易使孩子养成自私、任性的性格，缺乏同情心和自控能力。

2）强制。将成人的意志强加给孩子。孩子过分严厉，经常打骂，易造成孩子情感心理上的创伤，导致孩子逐渐形成阳奉阴违的两面性人格。

3）放任。对孩子不管不问，放任自流，持冷漠忽视的态度。既可能造成孩子缺乏自制力，导致违法犯罪行为发生，也可能使孩子的自尊心受到伤害，感到自己是个多余的人，生活没有乐趣。

（3）养育态度不一致：有些父母在对孩子的教育观点和态度、方式不一致，又不及时沟通，导致对孩子的要求不能一贯到底。父母自身的言行相互矛盾，家庭教育与学校的教育要求也不一致，使孩子无所适从，产生心理情绪上的矛盾冲突，是产生持续心理障碍或精神疾患的重要原因。

（4）不良的家庭氛围：有些父母自身人格有缺陷，或心理不健康，双方情感不和谐，甚至父母离异、家庭破裂。父母的自身弱点和由此造成的不良家庭氛围，对孩子的心理发展有很大负面影响。

3．良好的家庭教育要素

（1）首先家长要提高自身素质，维持心理健康。家长应牢记自己有教育子女的责任和义务，使自己的教育行为符合科学规律。

（2）在教育原则上，实现宽严适度，正面引导为主。要注重包括指导，培养良好习惯为中心的"养成教育"。父母教育态度和方式要一致。

（3）在家庭氛围上，注重夫妻和睦，敬老爱幼，邻里关系融洽，形成良好家教环境。在这样的环境下，孩子自然会敬佩和敬重父母，有利于形成正常和谐的亲子关系。家庭成员间容易情感沟通，促进个性健康发展。这样的家庭教育就比较成功。在许多家庭中，子女与父母间缺乏共同语言，可以仔细查找一下原因，如是否存在以下问题：

1）父母经常以斥责、批评代替教育。

2）只问孩子的分数和学习情况，不关心孩子其他合理的心理需要。

3）父母情绪不稳定，对孩子的要求前后不一。

4）对孩子缺乏尊重和信任。

5）对孩子的否定多于肯定，评价过低。

6）单向教育，不了解孩子内心，不注意倾听孩子心里话。

7）家长教育观念陈旧，落后于社会发展，等等。

（二）学校的影响

学校环境，在此专指学校的精神文化和心理社会环境。学校应形成健康的校园文化，创造一种相互关怀、信任和友好的氛围，吸引学生出自内心地热爱学校。对体弱残疾学生，应满足其特殊需要。学校应提供一种氛围，让所有的学生和教职员工，其个体差异都能受到尊重。学校应和家长经常沟通，关注家长对孩子的教育和健康需求。

美国健康教育专家撰写的《小学生健康教育》书中有段话，形象说明了学生健康心理发展与教师、学校环境间的关系："如果孩子生活在批评中，他便学会谴责。如果孩子生活在敌视中，他便学会好斗。如果孩子生活在恐惧中，他便会忧心忡忡。如果孩子生活在怜悯中，他便学会垂头丧气。如果孩子生活在嫉妒中，他便学会心虚。如果孩子生活在鼓励中，他便学会自信。如果孩子生活在容忍中，他便学会耐心。如果孩子生活在赞扬中，他便学会自赏。如果孩子生活在受欢迎的环境中，他便学会去爱别人。如果孩子生活在赞同中，他便学会自爱。如果孩子生活在互相尊重中，他便学会建立目标。如果孩子生活在平等中，他便会懂得什么是公正。如果孩子生活在诚实中，他将懂得什么是真理。如果孩子生活在安全中，他便学会相信自己和周围的人。如果孩子生活在友谊中，他便会觉得他生活在一个多么美好的世界。"

学校良好的文化氛围，是学生最好的"精神营养"，矫治心理和行为问题的"灵丹妙药"。学生非常需要教师的理解、尊重、信任和鼓励。教师应成为学生的朋友和兄长，最容易亲近、可倾诉内心的知心朋友。学生的人生导师和顾问，帮助他们学会选择正确的人生之路，树立自己的奋斗目标，知道自己为什么学习和生活。做孩子的心理保健医生，理解他们的喜怒哀乐，引导和帮助他们克服成长中的障碍。

反之，因学校环境不良而诱发学生心理问题的事例也很多。主要原因有：

1. 教师对学生不公平的态度，师生矛盾冲突。

2. 教师对学生有偏见，教育方式不科学。

3. 教师忽视学生间的人际关系障碍，例如对"校园小霸王"现象听之任之，导致弱小学生受到伤害。

4. 学校周边社会秩序混乱，文化氛围低下。

5. 学校学风不正，管理存在严重缺陷。

6. 教师与家长沟通少，发生矛盾冲突。

（三）个体心理差异

学生来自不同的家庭，有不同的成长经历，同时又各自不同的身心健康状况、个性心理特征和心理承受能力，因此，在同样的环境下不同学生的心理健康发展水平存在差异，是一个正常现象。承认学生的个体心理差异，有利于了解不同学生的内心世界，才能正确理解中小学生产生心理问题的根源，进行合理的分析。这是学校心理卫生工作的关键内容之一。

三、亚健康状态

（一）什么是亚健康状态

人类体质的三种状态

1. 健康状态（第一状态）。

2. 各种疾病状态（第二状态）。

3. 亚健康状态（第三状态，次健康状态，灰色状态，过渡状态，病前状态，临床前期，疾病先兆）。

亚健康状态，又称次健康状态或第三状态，是人体处于非病非健康、有可能趋向疾病的状态，很大程度上是慢性病的潜伏期。处于亚健康的人通常表现为：情绪低落、心情烦躁、忧郁、焦虑、失眠、精神不振、易患感冒等症状。

亚健康最典型的表现是疲劳，包括两个方面：精神（心理）的疲劳和躯体的疲劳。

疲劳是现代社会的一种常见现象，在日常生活中有些现象已司空见惯：背着沉重书包的学生们（包括小学生、中学生们），天天学校、家里两点一线，复习、考试、考试、复习，年复一年，月复一月，鼻梁上的镜片越来越厚，几乎个个都成为"特困生"。网上飞虫整日在网上冲浪，长期沉浸在一个虚拟的世界中，昼夜不分，支付的是身体这个本钱。

孩子的心理疲劳是造成学习成绩下降的重要因素，近来社会学家和科学家们越来越重视孩子的心理疲劳。有些孩子几乎每天放学回家都会对父母说："今天累死了！"孩子们所说的"累"是指在学习之后产生的一种疲劳感。这种疲劳有些属于生理疲劳，但更多的则属于心理疲劳。

孩子的心理疲劳，是由于心理上的弦绷得太紧、精神上的压力太大而导致的。是孩子主观体验的一种疲倦感。它的危害性不仅在于会引起孩子的生理疲劳，而且还会导致孩子对学习的厌倦情绪。心理疲劳严重的，还可能发展成为心理变态，影响孩子的整个身心健康。

（二）亚健康产生的相关因素

1. 过度疲劳造成精力和体力透支。

2. 人体自然老化。

3. 现代病。

4. 人体生物周期中的低潮时期。

（三）亚健康的主要人群

1. 白领：70%。

2. 知识分子：教师、记者、医生。

3. 在校大学生：34.38%~70.45%，主要表现为精神方面和社会交往方面。

4. 偏食者。

（四）预防和消除亚健康的关键

1. 养成良好的生活习惯，劳逸结合，平时注意锻炼身体，适当参加一些户外活动。

2. 膳食合理，饮食要少盐、少糖，应多吃些高蛋白的食物，如豆制品。

3. 多吃新鲜蔬菜、瓜果、鱼和水产品，这样可以补充人体所必需的各种营养物质、维生素和微量元素。

4. 注意不要暴饮暴食或偏食。暴饮暴食会造成消化道器质病变。偏食会因为缺乏某种营养物质而诱发"亚健康"状态。

第三节　不同时期儿童青少年的心理卫生

一、儿童的心理卫生

小学生是儿童从家庭环境走向学校集体环境的过程。如何进一步开发儿童智力，保持心理健全发展，防止出现心理行为异常，是本阶段的重要任务。

（一）学习成为儿童的主导活动

从小学入学开始，生活方式出现变化，由以游戏为主转变到以学习为主要活动，由个体活动为主转变到以集体活动为主，开始系统的学习生活。小学生好奇心和求知欲较强，但往往凭个人兴趣学习。通常其有意注意的持续时间只有10分钟左右。因此，本阶段心理发展的主要任务是，使小学生懂得自己的学习与成人的工作一样，具有社会性，并有一定强制性。培养他们形成正确的学习动机，锻炼意志品质、养成自觉、勤奋学习的良好习惯，适应不断提出的教育要求。

（二）学习的心理特征表现

学习动机不够明确，学习兴趣尚不稳定，学习习惯逐步形成。小学生在学习过程中，逐步掌握听说读写算等基本技能，从口头语言为主，到四年级左右可转化为书面语言占优势。整个小学阶段，是言语发展的质变阶段，它对于小学生的心理发展，有极其重要的影响。

（三）智力发展的特点

学前期儿童主要通过直接感知的事物进行学习。到小学阶段，主要以形象直觉思维为主，思维开始向抽象性过度，能初步进行抽象、逻辑思维。小学生在学习各门功课时，有意观察、有意注意、有意记忆、有意想象和以分析综合为主要表现的抽象思维能力迅速发展。其中，以四到五年级时发展速度相对最快。

（四）集体生活意识逐渐形成

进入学校后，成为班集体一员，从而加入学校大集体。以后，还要参加学校的某些团体，如少先队、兴趣活动小组等。集体生活意识主要通过与同伴的共同学习和集体活动，培养形成。从不自觉到自觉，他们开始意识到自己的言行举止关系到集体的荣誉。随着活动范围的不断扩大，小学生开始享有新的权力，如参与家庭生活和学校集体生活，参与校外教育活动和社会场所活动。在家庭和社会中的地位不断改变，开始得到重视与尊重。小学生通过集体活动，学会怎样了解同学、选择朋友。学会用集体观点来评价自己和别人的行为。

（五）独生子女的特殊性

独生子女物质生活与学习条件大多较优越，智力发展较好，喜欢想象。但有的孩子责任感、义务感较差，生存与竞争能力较弱，常以自我为中心，合群性与社会适应性也相对薄弱。部分独生子女因家庭教育不当，可能存在懒惰、自私怯懦、无能等表现。

二、少年期的心理卫生

自小学高年级开始，尤其到初中和高中，进入青春期发育阶段。性成熟是该阶段最重要的事件，身心急剧变化，心理活动表现出许多特殊性。掌握该时期学生的心理特点，是开展中学生心理咨询的重要条件。

（一）中学生心理的基本特征

中学生的心理尽管存在巨大个体差异，但仍有许多共同的基本特征，具体表现在以下八个方面：

1. 自我意识迅速发展。所谓自我意识，是个体对自己，对自己与周围人的关系的认识和态度。自我意识也称"独立人格"，主要表现在：

（1）自我评价能力。

（2）评价他人的能力。

（3）活动的独立性与自制力。

（4）对劳动与集体的态度。

2. 智力发展达到高峰。中学生智力发展的特点主要表现在：

（1）抽象逻辑思维开始占主要地位。

（2）出现思维的独立批判性。

（3）表现出思维的独创性。

（4）知觉和记忆力有更高水平发展。

3．个性、意志和行为方式形成。中学生逐渐摆脱儿童期的幼稚心理，发展自己独特的性格、意志和行为方式，开始按照自己的观点、意志、生活方式来安排学习和生活，处理人际关系。行为表现出一定的倔强性和自控、自制能力。有些青少年表现出"闭锁心理"。例如，要求有自己的小房间，自己的抽屉、柜子，还上了锁，不准别人动，否则就会产生反感，甚至产生焦虑，和家长发生冲突。中学生明辨是非的能力尚且不足，既容易受社会的积极影响，也不善于抵制消极影响，产生不良行为。他们常经不起挫折和失败，有既倔强又懦弱的矛盾心理。另一方面，因青春期少年的个性尚未定型，心理可塑性大，所以是青春期教育的有利时机。

4．情绪强烈而不稳定。进入中学后，情感变得丰富和活跃，既富于感染力，又容易动感情。他们的重要心理特征是：充满热情和激情，活泼开朗，朝气蓬勃。他们爱唱、爱跳，爱吟诗抒情。令人着迷的一部影视片，一本小说，一场演讲，都会使他们心潮澎湃、热血沸腾。这是中学生情绪感特征和大脑兴奋性增强的反映。但是，此时的情绪活动常表现出不稳定，欠成熟，容易冲动失衡，男生比女生更明显。

5．兴趣广泛，广交朋友。中学生的人际关系有一定的层次性，其信任度顺序一般是：知心朋友＞一般同学＞教师＞父母＞其他人。他们好动、爱玩，爱交朋友，但因缺乏社会经验，容易上当受骗，心理免疫力不够强。

6．性意识觉醒。随着性发育的逐步成熟，出现性意识。表现在开始注意异性，喜欢接近对方。若性教育不到位，可能出现性的生理、心理和道德问题。

7．心理发展滞后于躯体发育。我国青少年正在经历体格发育水平不断提高，性发育逐步提前的"生长长期变化"。因此，中学生们往往身材高大，但心理发育相对滞后。这是他们容易被表面迷惑，上当受骗的重要原因之一。

8．社会适应性逐步增强。青少年个性不断发展，心理社会化逐渐完善。但知识经济时代的到来，对青少年的社会化提出更高的要求。因此，对中学生进行心理辅导的重要内容之一，是创造条件，让他们通过社会性学习，谋求与社会发展的同步和内容之一；是创造条件，让他们通过社会性学习，谋求与社会发展的同步和适应。如个体与社会化发展不平衡，则易发生心理障碍，危害心理健康。

（二）男女中学生的心理差异

心理科学研究证明，儿童期女孩的智力发展比男孩略早。青春期逐渐持平。男女生智力发育各有特点和优势，总体智力持平，不存在谁比谁智力差的问题。男女生在自我意识、社交活动、情感表现、兴趣爱好等方面也有差异，有各自的长处和短处。例如，男孩的心理倾向往往偏向外界，兴趣广泛。女生则往往兴趣专一，情感细腻。男生爱通过运动等方式表现自己，行为带有一定冒险性。女生则多爱好艺术，审美能力较强。

（三）初中生和高中生的心理差异

初中生是个体从少年向青年期的过渡时期，心理处于突变初期，具有半幼稚、半成熟、半儿童、半成人的特点。高中生身心发育趋向成熟和稳定，具有"大人味"，形成相对稳定的自我意识和独立人格。高中阶段进入独立走向社会的准备时期，开始严肃考虑自己的未来生活道路。高中生的性别差异在学习、生活方式和意志行为上，出现明显分化。

三、青年期的心理卫生

青年期（也称成年初期）的年龄范围大约为17、18~35岁青年期是人生的黄金时代。

（一）青年期的一般特征

1. 生理发育和心理发展达到成熟水平。进入成人社会，承担社会义务。生活空间扩大。开始恋爱、结婚。

2. 独生子女的心理特点：独、骄、娇、奢、散。

3. 五大优点：建设的一代、进取的一代、创新的一代、爱心的一代、环保的一代。

4. 八大缺点：自理能力差、自傲、攀比、责任感不强、想象力差、不体谅他人、交际能力差、奢侈（对人不感激、对事不努力、对物不珍惜、对己不克制）。

（二）青年期的认知发展

1. 智力的发展。卡特尔把智力分为流体智力和晶体智力两类：

（1）流体智力是随神经系统的成熟而提高的，如知觉速度、机械记忆、识别图形关系等受教育文化影响较小的智力。

（2）晶体智力是指通过掌握社会文化经验而获得的智力，如词汇概念、言语理解、常识等以记忆存储的信息为基础的能力。

2. 思维的发展。皮亚杰：将儿童思维发展分为四个连续的阶段：

（1）感知运算阶段（0~2岁）。

（2）前运算阶段（2~6、7岁）。

（3）具体运算阶段（7~11、12岁）。

（4）形式运算阶段（11、12岁~14、15岁）。

个体在进入形式运算阶段以后相当长的时间内，智力会相对稳定地保持在这一水平上。

青年期前的思维发展主要表现在知识的获得上，而青年期之后的成人思维主要表现在知识的应用上，辩证的、相对的、实用性的思维形式成为重要的思维形式。

帕瑞：青年期思维中辩证成分逐渐增多。

第一阶段，二元论阶段，非此即彼，知识是固定不变的真理。

第二阶段，相对性阶段，通过比较不同的理论、方法，进而找到有效的理论和方法。

第三阶段：约定性阶段，个体在分析问题时，有自己的立场和观点，能结合个人的实际情况具体问题具体分析，认识到两个相反的观点都可能是正确的，因为每个观点的出发点不同。

拉勃维夫："实用性思维" 成人思维出现的"变通性"思维是思维的一种新的

整合，也是一种分析问题和解决问题的新策略。

（三）青年期的社会性发展

1. 青年期自我意识发展。

（1）成熟的自我意识至少有下列三方面特征：

1）能感受到自己的身体特征和生理发展状况。

2）能意识并体验到自己的内在心理活动。

3）能认识到自己在集体乃至社会中的作用和所处的地位。

青少年期是自我意识发展的第二个飞跃期，也是自我意识发展的突变期。其自我意识发展的过程主要是自我概念、自我评价、自我理想的整合和统一的过程。

（2）青年期的发展课题

发展课题是指由一个时期过渡到另一个时期必须完成的学习或训练。张日昇提出青年期发展的十项课题：

第一，对身体的发育及变化予以理解和适应。

第二，从精神上脱离家庭或成人而自立。

第三，学习并在学习过程中逐渐完善作为男性或女性的性别角色。

第四，对新的人际关系，特别是对异性关系的适应。

第五，学习如何认识自我和理解自我。

第六，学习如何认识社会和对待社会。

第七，学习并确立作为社会一员所必须具备的人生观和价值观。

第八，学习并掌握作为社会一员所必须具备的知识和技能。

第九，做选择职业和工作的准备。

第十，做结婚和过家庭生活的准备。

2. 人生观和价值观的确立。

人生观——是人们对于人生目的和意义的根本看法和态度。

价值观——是个体以自己的需要为基础对事物的重要性进行评价时所持的内部尺度，人们对于人生的看法和认识，归根到底凝聚在一个人的价值观上。

（1）人生观和价值观的发展特点

青春期萌芽：开始思考人生社会问题。

高中阶段迅速发展：自我意识高度发展、认知能力提高产量、面临职业或专业选择等。

大学阶段达到形成的高峰并逐渐接近成熟。

（2）影响人生观和价值观形成和发展的因素

其一，个体成熟因素。自我意识迅速发展，逐步走向成熟，并与自我同一性确立的过程相互制约。社会性需要和社会化达到趋于成熟的水平。

其二，各种社会因素（父母价值观、社会价值取向）。

其三，个人因素。个人的经历和生活经验。

3. 亲密感的建立。

恋爱和结婚是亲密感建立的中心任务。

4．社会关系的变化。

安托露丝："人生护航舰"——与配偶的关系、与家庭成员的关系与朋友的关系。

（1）与家庭成员的关系。

（2）朋友关系。

5．职业的适应。

影响青年人工作或职业选择的因素：

（1）家庭因素，通过影响个体的价值观而影响职业选择。

（2）教育和智力水平。

（3）性别。

（4）人格：霍兰德把人格分为六种类型，现实的、研究的、艺术的、社会的、企业的、常规的。

（四）青年期树立正确的心态

1．树立正确的择偶观，正确对待爱情中的挫折。

2．增强择业意识的自主性，促进职业生涯的顺利发展。

3．提高人际交往能力，积极适应社会变化。

四、神经衰弱的预防

神经衰弱是以慢性疲劳、情绪不稳、神经功能紊乱，并突出易于兴奋和易于疲劳或衰竭为特点，并伴有许多躯体症状和睡眠障碍。病前存在着持久的情绪紧张或心理压力。1982年我国12个地区精神疾病流行病学调查，本病患病率在15~59岁人口中为12.5‰。在各类神经症中占56.7%，发病年龄在16~35岁者中占92%。各地调查均未见性别差异，并一致认为脑力劳动者占大多数。

对以脑力劳动为主导活动，正在求知学习的大多数青少年学生来说，这是一种不容忽视的心理障碍。

（一）致病原因

1．大脑皮层的神经细胞具有较高的耐受性。在紧张工作产生疲劳之后，经过适当休息即可恢复。以往多强调工作劳累为神经衰弱的主要病因。研究资料说明：持久的精神紧张、精神压力，如伴有不良情绪，则常是神经衰弱的致病原因。例如：工作杂乱无序、且有完成计划规定的繁重任务时所产生的慌乱和紧迫感，长时间的学习，不注意休息和睡眠，同时伴有思想负担和对工作、学习不满，但非完成不可所产生的抵触情绪等，往往较易导致神经衰弱的发病。

2．另一些常见的原因是亲人亡故、家庭不和、事业失败、与领导和同事关系紧张及生活中各种挫折等精神紧张刺激。这种种精神紧张刺激所引起的忧虑、愤怒、怨恨、委屈和悲哀等负性情绪体验，导致大脑皮层神经活动失调而发生神经衰弱。

3．与此同时，如患有感染、中毒、颅脑外伤、产妇大出血、长期失眠或其他削弱机体功能等各种因素，均能助长神经衰弱的发生。

4．该类患者性格较多不开朗、心胸狭窄、敏感多疑、胆怯、多愁善感、患得患失、依赖性强。行为表现为主观急躁、自信心不足、办事犹豫不决、自制力差。但神经衰弱也可发生在一般性格的人身上。

神经衰弱通常不是单一因素造成，而是不良情绪体验、不健康的性格特点和机体功能削弱共同作用的结果。

本病的发病机理主要在于，前述各种精神紧张刺激引起高级神经活动兴奋或抑制过程的过度紧张或两过程之间的冲突，导致内抑制过程弱化和兴奋过程相对的亢进。由内部抑制过程的弱化进而使神经细胞的回复能力减低而出现衰竭。大脑皮层功能弱化，削弱对皮层下植物神经中枢的调节，而出现植物神经功能的紊乱。而负性的情绪则推进了以上的恶性循环。

（二）临床表现

绝大多数为缓慢起病。病症复杂多样，心理症状和躯体症状常并行出现且症状因人而异。

1．容易兴奋和激动。自我控制能力减弱，性格变得急躁和容易激动，情绪不稳。病人常因一些微不足道的事发怒或伤感、流泪，明知不对，但无法克制。有时变得似乎很自私，只想自己，稍不如意就大为不满，大发雷霆。因此常和家人、同事闹矛盾，不能和睦相处。

2．容易疲劳和衰竭。伴随兴奋和即热而来的是疲惫不堪，用脑稍久就头痛，头昏眼花以致不能坚持。有意注意能力减弱，时间愈长就愈差，因而影响近事记忆，对记数字和姓名尤为困难。当病情严重时，患者全身乏力。

由于疾病症状繁多，又加久治不愈，患者常出现焦虑、恐惧和烦恼等负性情绪体验。多数患者有疑病倾向，对疾病过多思虑和担忧，其程度与实际病情严重程度相去较远。

3．躯体症状。由于神经系统的兴奋性增高，感受器与内感受器的感受性增强，患者常有头昏、头痛或紧箍感。触觉、痛觉和温觉也异常敏感，刺激稍强就忍受不了。病程较长可出现植物神经功能紊乱。表现有：心动过速、期外收缩、血压偏高或偏低、多汗、肢端发冷，腹胀、腹泻、便秘、尿频、遗精、早泄、阳痿或月经失调。

（三）心理治疗

神经衰弱的治疗原则是以心理治疗为主，配合必要的药物或物理治疗，同时合理安排作息制度，以及从事一定的体力劳动和体育锻炼。

20世纪50年代，我国提出的"综合快速疗法"（即慢病快治）对治疗神经衰弱有明显的治疗效果。主要是采用各种形式的心理治疗方法，同时以药物和理疗作为辅助手段。一方面重新调整患者由于某种心理紧张因素作用造成的大脑机能失调的状况。另一方面帮助患者消除病因和可能使疾病恶化的各种因素，树立治愈疾病的信心，解除对疾病的疑虑，并且破除由此而产生的"恶性循环"。

1．常用的心理疗法。

（1）认知疗法：对患者开诚布公地讲解神经衰弱的有关知识，如疾病的发生，发展规律及科学的防病、治病措施。促使患者联系实际，自我分析，消除对该病的疑虑和不科学的认知。若邀请治愈的患者进行现身说法，介绍经验，互相交流、启发，则效果更佳。

（2）心理疏导法：通过对患者的接触、检查和谈话，了解其心理障碍的一些症状。应用医学心理学的知识，以诚心、爱心启发、说明、解释、劝慰、鼓励、帮助患者发挥个人的主观能动性，积极主动地消除不良的心理、社会因素及由此带来的痛苦和烦恼，提高适应社会环境的能力以达到治疗的目的。

（3）家庭心理治疗：是一种患者在场、不在场的情境中，与患者家属进行会谈的方式，以协调家庭成员之间的关系，建立良好的家庭气氛，帮助患者科学安排生活、学习、工作，减轻症状，提高社会适应能力。

（4）暗示疗法：神经衰弱患者有疑病倾向，暗示疗法对该病疗效良好。该疗法是利用医生的特殊地位，用简练、果断的语言或某种药物，支配患者的意志，使患者被动地接受治疗影响。如给患者一种安慰剂，这种药物实际对本症病例作用不大，或完全没有作用，但医生告诉这种药物的作用、特点，可达到治疗目的。

（5）应用生物反馈技术的放松疗法：即应用电子仪器把患者的体温、脉搏、呼吸、血压、脑电波等生理变化转换成能为患者自己感到的量化信号。如音调、光电、数字等。此方法对神经衰弱的焦虑、紧张、敏感和情绪不稳以及头痛、失眠、心惊等疗效显著。

（6）音乐疗法：该法指具有特殊旋律的音乐，能够减轻和缓解焦虑不安、失眠等症状。该法对神经衰弱的预防和治疗具有良好的作用。

2．药物的辅助治疗。

（1）可选用抗焦虑药，如舒乐安定。

（2）镇静药物宜用溴化咖啡因合剂，五味子糖浆或中成药养血安神片等。

（四）心理护理与预防

1．心理护理。

（1）创造静逸的环境，调节患者不良心境。

（2）患者对人际关系较为敏感，周围人应注意与之建立良好的关系，以取得患者的信任与合作。

（3）注意心理卫生的教育，宣传神经衰弱的病因、病理及预防的科学知识，培养患者乐观豁达的情绪，坚定治愈的信心。

（4）争取与患者有关的家属、同事和社会力量的配合，消除外来不良因素的干扰，以利患者的治疗和康复。

2．预防。

（1）注重心理卫生，劳逸结合，科学有规律的安排生活，克服不健康的性格特点，加强体育锻炼。

（2）指导人们正确地对待人生旅程中的工作、学习、婚恋、事业、家庭中的困难和挫折，建立并维持健康、愉快的正性情绪体验。

第七章　儿童青少年健康教育

第一节　学校健康教育的重要性

一、学校健康教育概述

学校健康教育是大众健康教育的一个重要组成部分。它是依据一定的社会要求和社会条件，在学校里进行的有目的、有计划、有组织的，以全面促进健康为核心内容的系统教育活动。学校健康教育的对象是在校学习的儿童青少年。美国著名健康教育专家格林曾指出："学校健康教育是将在幼儿园、学校等场所工作的人们所倡导的各种学习经验相结合，发展学生从现时开始就学会能处理、应付各种预期的健康挑战所必备的认知技能和行为技能。"

二、学校健康教育的意义

学校是开展健康教育和健康促进最理想、最具潜力的场所。在学校开展健康教育的意义在于：

1. 学校有数量众多的受教育者群体。通过学校开展健康教育，可使这些未来的国家建设人才获得健康知识、观念和技能，使其直接和终身受益。从长远的观点看，学生对健康问题所具备的知识、态度和习惯，也将对整个国家和民族的健康水平，产生深远的社会效应。

2. 在校学习的儿童青少年，正值行为和价值观形成的关键阶段。可塑性强，具备通过教育改变行为的可能性，有利于使健康教育产生最佳的效应和影响。

3. 学校具备完整而系统的教育体系、手段和资源。这些有利条件可使健康教育与其他教育相结合，对在学校顺利开展健康教育十分有利。

充分理解学校健康教育的目标和意义，可最大限度地发挥学校在开展健康教育方面的优势，通过学校健康教育实践，促进学生及学校教职员工的健康水平全面提高。

第二节　学校健康教育的基本原则

确定学校健康教育的内容，有以下四个原则。

1. 根据国家对全民健康素质发展的整体需要，发展与其相一致的健康教育内容。以我国《中小学生健康教育基本要求》（以下简称《基本要求》）为例，它作为我国第一部学校健康教育的指南，其内容的设置正是考虑我国当时的社会要求和社会条件，以此为基础提出的。当然，随着社会的发展，人们对健康的需求及认识在不断提高。因此，这部《基本要求》也需要与社会发展趋势相适应，使健康教育内容不断更新与完善。

2. 以儿童青少年的身心发育水平为前提，制定与其年龄、性别、理解和接受程度等特点相符合的内容。譬如，在学校开展营养教育，在中学和小学教育内容侧重点应有所不同。小学要以培养学生良好饮食习惯为主，着重教育学生不偏食、不挑食、不吃霉变食品等；到了中学，由于学生的理解能力明显提高，必须增加相应的营养知识，让他们了解食物营养与健康的关系，了解合理营养对生长发育的促进作用，帮助学生自觉地形成健康的饮食行为。

3. 充分考虑地域、生活习俗的差异。在不同地区，学校针对当地影响学生健康的主要疾病和相关因素，确定健康教育内容。譬如，在我国南方血吸虫病高发的省份，学校健康教育中应有预防血吸虫病的教育内容；而在碘缺乏地区，任何食用含碘盐、预防碘缺乏病应成为学校健康教育的主要内容之一。

4. 根据不同学校在学生健康方面的实际需求。每个学校在工作中都会面临不同的、相对比较突出的学生健康问题，譬如某一时期有某种传染病暴发流行；通过学生体检，发现存在某种潜在的健康隐患。这些都可成为学校发展自身健康教育内容的依据。校医还可通过调查，了解学生最迫切的健康需求，制定某时期内本校健康教育的重点内容。

第三节　健康教育的内容

学校健康教育的基本内容包括健康行为与生活方式、疾病预防、心理健康、生长发育与青春期保健、安全应急与避险五个领域。在此基础上还要开展专题教育包括预防艾滋病教育、毒品预防教育、预防烟草教育，以及性教育。学校健康教育的最终目标是让学生自觉采纳有益于健康的行为和生活方式。

一、学校健康教育和健康促进概念

（一）学校健康教育

1. 健康教育。健康教育是通过有计划、有组织、有系统的健康信息传播和行为干预，促使个人或群体掌握健康知识、树立健康观念，自觉采纳有益于健康的行为和生活方式的教育活动和过程。健康教育的最终目的是消除或减轻健康危险因素，预防疾病，促进健康，提高生活质量。教育的核心目标是树立健康意识、培养良好的行为和生活方式，形成对公众健康的自觉性和责任感。

2. 学校健康教育。学校健康教育是以促进学生健康为核心的教育活动与过程。通过有计划、有组织、多种形式的教育教学活动，使学生掌握卫生保健知识，增强学生自我保健意识，养成科学、文明、健康的生活方式和行为习惯，从而达到预防疾病、增进身心健康、全面提高学生健康水平的目的。

（二）健康促进与促进健康行为

1. 健康促进。健康促进是促使人们维护和提高他们自身健康的过程，是协调人类与环境之间的战略。它规定个人与社会对健康各自所负的责任。美国健康教育学家劳伦斯．W.格林（Lawrence W. Green）指出："健康促进是指一切能促使行为和生活条件向有益于健康改变的教育和环境支持的综合体。"其中环境包括社会环境、政治环境、经济环境和自然环境。

2．促进健康行为。促进健康行为是指个体或群体表现出的客观上有利于自身和他人健康的行为。促进健康行为具有五个主要特征：对自身、他人和社会健康的有利性；行为表现的规律性；行为与所处环境的和谐性；个体外在的行为表现与其内在的心理情绪的一致性；行为强度的适宜性。健康行为分为五大类：日常健康行为、戒除不良嗜好、预警行为、避开环境危害行为以及合理利用卫生服务。

（三）健康促进学校

根据2016年颁布的中华人民共和国卫生行业标准——《健康促进学校规范》（WS/T 495-2016），健康促进学校是指学校内所有成员为维护和促进师生健康共同努力，制定促进师生健康的规章制度，提供完整、积极的经验和知识结构，包括设置正式和非正式健康课程，创造安全健康的学校环境，提供适宜的健康服务。动员家庭、社区更广泛参与，从而促进学生和教职员工健康。健康促进学校是学校健康促进的重要组成部分，不仅以学生为目标人群，同时还包括所有为保护和促进学生健康而努力的人群，如学校领导、教职工、家长、社区工作者等。健康促进学校的基本框架由六个方面内容构成，具体内容见《健康促进学校规范》。

（四）健康素养

1．健康素养。健康素养是指个人获取和理解基本健康信息与服务，并运用这些信息和服务作出正确判断，以维护和促进自身健康的能力。健康素养的高低直接影响个人发展速度和生活质量，影响到社会生产力的水平，从而影响到整个社会经济的发展。美国等发达国家以社会认知理论、教育模式为基础，将健康素养按从低向高连续发展的不同阶段分为功能性健康素养、交互性健康素养及批判性健康素养。中国学者目前以公共卫生视角对健康素养进行研究，包括四个维度：知识性健康素养、行为性健康素养、信念性健康素养、功能性健康素养。2015年中国国家卫生计生委发布了最新版《中国公民健康素养（2015年版）》，界定了中国公民应具备的66条健康素养。内容涵盖基本知识和理念、健康生活方式与行为、基本健康技能三个方面，是评价中国公民健康素养水平的重要依据。其中，第54条提出"青少年处于身心发展的关键时期，要培养健康的行为生活方式，预防近视、超重与肥胖，避免网络成瘾和过早性行为"。

2．学生健康素养。学生健康素养是指学生通过各种渠道获取健康信息，正确理解健康信息，并运用这些信息维护和促进自身健康的能力。目前针对儿童青少年健康素养概念以及相关的判定标准尚不统一。2006年美国首席州立学校官员协会（CCSSO）将培养学生的健康素养水平按照金字塔层次划分，由低至高分别确定为核心概念、获取信息、分析影响因素、决策制定、目标设定、人际交流、自我管理和倡导等能力。一个具备健康素养的学生不仅要掌握相关健康方面的知识，还要具备辨别良莠信息的能力，能建立健康的生活方式和行为，能够识别影响健康的危险因素，并具备运用人际交流技巧来增强健康的能力及倡导个人、家庭和社区健康的能力。

中国原卫生部2009年的调查结果显示，15~25岁年龄组人群具有健康素养比例为6.30%，低于全国平均水平。有学者2014年对中学生健康素养调查结果表明，中学生具备健康素养的比例为13.5%，与城市学生相比，农村学生健康素养更低。

二、学校健康教育与健康促进基本内容

根据2008年教育部《中小学健康教育指导纲要》，中小学健康教育内容包括五个领域。根据儿童青少年生长发育的不同阶段，把五个领域的内容合理分配到五级水平中，分别为水平一（小学1~2年级）、水平二（小学3~4年级）、水平三（小学5~6年级）、水平四（初中7~9年级）、水平五（高中10~12年级）。五个不同水平互相衔接，完成中小学校健康教育的总体目标。

（一）健康行为与生活方式

使学生能够正确认识个人行为与健康密切相连，形成合理膳食、积极锻炼等健康的生活方式。

（二）疾病预防

帮助学生识别常见疾病，如传染性疾病的传播、学校生活环境中常见疾病的影响因素，提高对身体的保健能力。初中阶段增加了预防毒品和艾滋病的知识。

（三）心理健康

了解心理健康的影响因素，保持积极情绪、发展良好自我认知、提高心理社会适应能力。

（四）生长发育与青春期保健

为学生提供正确的生长发育与生殖健康的知识和保健技能。培养学生能以一种负责的态度、健康的方式维护个体及青春期健康。高中阶段特别强调要帮助学生认识婚前性行为对身心健康的危害，树立健康文明的性观念和性道德。

（五）安全应急与避险

学习在不同环境下的安全知识，培养相关的技能和应对策略，确保自身和他人的安全。从小学5~6年级开始，增加了提高网络安全防范意识等内容。

三、专题教育

2003年教育部下发关于《中小学生预防艾滋病专题教育大纲》和《中小学生毒品预防专题教育大纲》，要求从初中开始开展预防艾滋病教育、从学校高年级开始开展预防毒品教育。2010年教育部、原卫生部下发《关于进一步加强学校控烟工作的意见》，2014年教育部下发《关于在全国各级各类学校禁烟有关事项的通知》，对学校控烟工作提出了明确的要求。

（一）预防艾滋病专题教育

艾滋病（AIDS）是由人类免疫缺陷病毒（HIV）造成的严重威胁着人类的健康和生命安全传染病。目前中国HIV疫情整体虽保持低流行态势，但HIV传播正走向低龄化。近年来，青年学生艾滋病疫情增长较快，主要以性传播为主，特别是男性同性性传播所占的比例很高。预防HIV教育应是目前学校健康教育的重点内容。

1. 学校HIV预防教育的目标。《中小学生预防艾滋病专题教育大纲》明确规定学校艾滋病教育的总目标和分目标。

（1）总目标：通过专题教育形式，使学生了解预防艾滋病相关知识、培养其健康的生活方式，增强自我保护意识和抵御艾滋病侵袭的能力。

（2）分目标：初中阶段了解艾滋病的基本知识、预防方法和措施，培养自我保护意识。高中阶段进一步了解预防与控制AIDS相关知识，正确对待HIV感染者和病人，学会保护自己，培养对自己、他人及社会的责任感。

2．学校艾滋病预防教育的内容。包括初中阶段6课时和高中4课时。初中6课时主要内容包括：AIDS基本知识；AIDS对人类社会（重点在个人及家庭）的危害；判断安全行为与不安全行为；拒绝不安全行为的技巧；如何寻求帮助的途径和方法；与预防AIDS教育相关的青春期生理和心理知识。高中阶段4课时的内容包括：艾滋病的流行趋势，以及艾滋病对社会、经济所带来的危害；HIV感染者和艾滋病病人的区别；艾滋病的窗口期、潜伏期；吸毒与艾滋病；无偿献血知识；预防AIDS的方法和措施；了解歧视对艾滋病防治工作的影响，如何正确对待和关爱HIV感染者与艾滋病病人。在初中基础上增加与预防AIDS教育相关的性道德与法制教育。中国预防控制艾滋病的相关政策。

3．青年学生预防艾滋病核心知识。根据目前青年学生的疫情和相关政策，2016年4月中国疾病预防控制中心性病艾滋病预防控制中心发布了"青年学生艾滋病防治宣传教育核心知识"。

（二）毒品预防专题教育

1．毒品预防教育的目标。《中小学生毒品预防专题教育大纲》规定了毒品预防教育的目标包括总目标和分目标。

（1）总目标：在各学科渗透毒品预防教育的基础上，通过专题教育的形式，培养学生健康的生活情趣、毒品预防意识和社会责任感，掌握一些自我保护的方法，做"珍爱生命、拒绝毒品"的人。

（2）分目标：小学阶段，了解毒品危害的简单知识，远离毒品危害。初中：了解有关禁毒的法律知识，拒绝毒品诱惑。高中：学会自我保护，培养禁毒意识和社会责任感，发现可疑情况能够及时报告。

2．毒品预防专题教育内容。小学阶段需掌握的内容包括：知道常见毒品的名称；初步了解毒品对个人和家庭的危害；知道一些不良生活习惯可能会导致吸毒；懂得一些自我保护的常识和简单方法，能够远离毒品。初中阶段需掌握的内容包括：知道毒品的概念，能识别常见毒品名称；进一步了解毒品对个人和社会的危害；知道吸毒是违法行为，走私、贩卖、运输、制造毒品是犯罪行为，都要受到法律的惩处；学会一些拒绝毒品的方法，能够保护自己不受毒品侵害。高中阶段需掌握的内容包括：懂得选择毒品就是自我毁灭，学会向毒品说"不"。了解当前禁毒工作面临的形势，增强禁毒意识。培养社会责任感，参与学校、社区组织的禁毒宣传活动。

（三）预防烟草教育

1．烟草在青少年中的流行情况。中国疾病预防控制中心在《2015中国成人烟草调查报告》中的结果显示，中国15岁以上成人吸烟率为27.7%。其中男性吸烟率为

52.1%，仍然维持在高水平；女性为2.7%。吸烟者日平均吸烟数量较2010年增加一支。目前，中国青少年尝试吸烟率和现在吸烟率逐年上升，吸烟人群年轻化趋势越来越明显。研究认为，开始吸烟的年龄越早，成年后的吸烟量越大，受烟草的危害也越大，戒烟的可能性越小。

2．青少年吸烟影响因素。影响青少年吸烟的因素包括很多方面。烟草广告、促销和赞助以及影视作品中大量的吸烟镜头将烟草与成功、独立、成熟等相联系，美化了烟草形象，对青少年吸烟有极强的诱导作用；中国目前烟草价格偏低，学校周边的烟草销售摊点众多，"禁止向18岁以下青少年销售卷烟"等相关法律没有彻底落实和执行；青少年所处的环境中，师长、同辈吸烟对青少年的影响作用；青少年具有强烈的叛逆心理，有强烈的好奇心和很强的模仿学习能力，又不具备充分的判断能力等。

3．青少年烟草控制。教育部、国家卫生计生委《关于进一步加强学校控烟工作的意见》和《关于在全国各级各类学校禁烟有关事项的通知》明确提出，禁止在中小学幼儿园内吸烟；所有高等学校建筑物内一律禁止吸烟；各地要结合实际广泛开展"无烟校园"创建活动，将履行禁烟职责纳入教职工考核和学生评价体系。2016年颁布的健康促进学校规范，将"不符合无烟学校标准"作为健康促进学校一票否决指标之一。

四、学校性教育

学校性教育是以学校为场所，以学生为主要教育对象进行的性科学教育活动。学校性教育是在性科学的基础上，融合了临床性医学、性心理行为学、性社会文化学等多学科发展而成。有效的性教育可为年轻人提供适合其年龄、符合其文化特点、准确无误的科学性知识。

1．目标。学校性教育的目标包括：针对儿童青少年性发育需要，提供准确信息；为儿童青少年探索与性和社会关系相关的价值观、态度和规范提供机会；促进儿童青少年性发育、性保护技能的获得；鼓励儿童青少年承担责任并尊重他人的权利。

2．内容框架。学校性教育教学内容，应根据受教育者的年龄、认识水平、生长发育特点和实际需要，按照适时、适度和适量的原则，通过分层、系统、逐步深入的教育过程，传授性知识，性道德规范和价值标准，帮助儿童青少年从小建立良好的性观念。

第四节　学校健康教育与健康促进的实施

学校健康教育的组织实施是实现健康教育目标的途径，是健康教育的主体工作。学校健康教育一般通过课堂教学结合健康教育活动的方法开展，课堂教学是学校健康教育的主要实施方法，课堂教学结合其他传统式、参与式以及间接式的传播方法，提高学生的参与性，从而提高教学效果。学校健康教育与健康促进理论是指导学校制订健康相关规划、设计教育教学活动和督导评估的依据，这些的理论包括学校生活技能教育、组织改变、创新扩散、理性行动和大众意见领袖等。

一、教学方法

学校健康教育的方法可从传播学角度分为两种：直接式和间接式。前者又可分为传统式和参与式。

（一）传统式健康教育方法

传统式健康教育方式一般指课堂讲授、讲座、示教等。传统式健康教育方式有着无可取代的优势，如能够帮助儿童青少年系统地掌握知识，引导他们树立正确的健康观念。

1. 课堂讲授。教师是教学过程的指导者，以课本为教材，有明确的教学重点和时间安排。每个章节完成后，进行定期考评，检查学习效果。是目前国内最普遍采用的学校健康教育传播方法。

2. 讲座。围绕某一主题，请一名或多名专家做专题讲座，优点是针对性强，主讲人专业水平高，提供的知识较深入，对开拓学生思路、加深理解、激发学习动机有较大的帮助。

3. 示教。通过具体演示，让学生亲自练习，加深对内容的理解并掌握相关的技能。

（二）参与式健康教育方法

参与式健康教育方法是采用学生喜闻乐见的方式，激发学生主动参与的热情，让学生在主动参与和探索中学习健康知识，发展并形成健康意识和行为。在参与式教学中，学生是主体，教师更多地发挥组织协调作用，以提高学生主动参与的程度。

1. 小组讨论和案例分析。把学生分成几个小组，围绕问题进行讨论并充分发表意见，激发学生不同观点的交流，分享信息和经验。实施过程中应鼓励每位学生坦诚发表意见，并注意倾听他人的发言。通过逐步启发引导，最终让学生自己领悟到正确的观念。采用真实素材或假设案例，鼓励学生根据现有知识、技能及经验，积极思考，深入分析，相互交流。案例学习，可使学生巩固知识，掌握解决问题的正确方法。

2. 头脑风暴。老师提出问题，让学生在短时间内快速应答。有利于创造参与氛围，激发兴趣，集思广益，提高学习效率。

3. 角色扮演、小品和游戏活动。让学生按设定的场景扮演不同的角色，再现生活场景，告诉学生们其中的道理及处理问题的方式等。设计一些与教育主题有关的游戏活动，让学生参与其中并亲身体验，以激发学生的学习兴趣，促进思考，调节气氛，寓教于乐。活动结束后应总结该活动对培养健康观念和健康行为的意义，不要冲淡教育主题。

4. 辩论和演讲。辩论是指在教学过程中，以学生为主体，针对授课内容中的某一问题进行辩驳问难、各抒己见的一种竞赛活动。通过辩论，学生既可以锻炼表达能力，复习和运用所学习的知识，还可以发挥自己的创造力，从多个角度阐明问题。演讲是邀请相关健康领域的权威提供重要且独特信息的方式。

5. 同伴教育。从青少年中挑选出一些有影响力和号召力的人进行培训，使其掌握一定的知识和技能，鼓励他们作为同伴教育者，向周围的青少年同伴传播这些知识和技能，达到共同受教育的目的。同伴教育对敏感问题教育具有实效性，如性行为、吸毒、安全套使用、控烟等。

（三）间接传播方法

1. 大众媒体。大众媒体具有受众数量多，传播速度快，扩散距离远，覆盖区域广的特点。大众媒体包括电子媒介如传统媒体和新媒体。学校健康教育应充分利用这些媒介，同时注意克服其针对性较弱的特点，对学生进行有组织的积极引导，鼓励学生运用新媒体的手段，如建立学校官方微博、微信平台、QQ等向学生定向推送健康知识。

2. 视听手段。试听手段是利用人的视觉和听觉的感性认识，加深理解，提高教学效果的教学与学习方法。包括：①视觉教具，如标本、挂图、手册、宣传画、幻灯片等；②听觉的教具，如唱片、播放器、收音机等；③视听觉的教具，如有声电影、闭路电视、音像光盘等。通过视听手段教学可以显著地提高教学效率。

3. 网络系统性学习。网络系统性学习将与某教育项目有关的知识、信息和技能分门别类，编制成教学软件，放在学校计算机局域网上。学生通过计算机终端连接网络，进行学习。学生既可以自学，适用于了解那些不宜公开的信息（如性问题），也可以集体方式，在老师指导下循序渐进地接受系统学习。

二、学校健康教育组织实施

学校健康教育通过课堂教学和多种教学活动如班会、团会、校会、升旗仪式、专题讲座、墙报、板报等形式开展。学校健康教育的组织实施，重点在于利用好课堂教学主渠道、强化教师培训、建立学校支持性环境。

（一）课堂教学

1. 教学形式。目前中小学校健康教育课堂教学的课时安排主要有三种形式：

（1）专业课程设置，主要载体课程为"体育与健康"，课堂教学每学期安排6~7课时。

（2）健康教育与"思想品德""生物""科学"等学科的教学内容结合，进行健康知识的渗透与整合。

（3）对无法在"体育与健康"等相关课程中渗透的健康教育内容，可以利用综合实践活动和地方课程的时间，采用多种形式，向学生传授健康知识和技能。

2. 教学方法。课堂教学方法应根据教育的目标，灵活运用传统式、参与式健康教育方式和间接传播方法，以提高教学效果。

3. 教学要求。倡导开展生活技能为基础的健康教育，针对学生的认知水平，围绕知识、态度、技能、行为等方面需求，设置系统课程，教学方案有明确的目标、重点和难点。课程结束前要及时小结，使教学内容得到升华。

（二）教师培训

学校健康教育涉及的知识面极广，包括卫生保健、生长发育、预防疾病、心理健康、预防伤害、控制吸烟、远离毒品、预防艾滋病、法律法规等多方面的知识，因此培养一支作风过硬、素质较高、知识面广泛的学校健康教育师资队伍是极其重要的。健康教育师资培训可采取培训班、教研活动、教学交流、示范课、观摩课等形式，提高教师的业务能力和水平。

（三）学校支持性环境

学校支持性环境包括物质环境和人际环境两方面，物质环境主要指学校的教学设施以及各种活动和措施是否有利于学生的健康，如课桌椅设备、教室采光照明、课程的安排、规章制度的完善等。人际环境指师生之间、同学之间的人际关系是否协调，是否能够做到尊师爱生，整个学校的氛围是否和谐健康等。

三、健康教育和健康促进主要理论与学校应用

健康教育和健康促进受多门学科的影响，健康教育受行为科学影响最大，健康促进则根植于社会科学。它涵盖了很多的理论和模式。具体而言，理论可以帮助健康教育和健康促进项目明确项目目标，明确促进行为改变的方法，提供方法运用的时机指南，以选择适当的干预方法。下面从用于学校健康教育和健康促进的一些重要理论着手结合应用范例进行介绍。

（一）生活技能理论

1. 理论解读。生活技能是指一个人的心理社会能力。WHO对心理社会能力进行了定义，心理社会能力是一个人有效地处理日常生活中的各种需要和挑战的能力，是个体保持良好的心理状态，并且在与他人、社会和环境的相互关系中，表现出适应和积极的行为的能力。根据这个定义，可以有许多种能力被称为"生活技能"，而且在不同的文化和背景条件下生活技能的定义也可能不一样。生活技能教育（life skills-based education）是促进心理社会能力在适宜的文化背景下实践并得到发展，促进个体和社会的发展，预防可能出现的健康和社会问题，保障人权。

WHO 1993年制定了题为《学校生活技能教育》文件，将生活技能核心能力概括为五对十种能力，即：自我认识能力—同理能力；有效的交流能力—人际关系能力；调节情绪能力—缓解压力能力；创造性思维能力—批判性思维能力；决策能力—解决问题能力。

2. 理论应用。生活技能教育被广泛应用于青少年预防吸烟、物质滥用，艾滋病健康教育等方面。2015年，德国学者卡琳娜·魏因霍尔德（Karina Weichold）和安雅·布卢门撒尔研究报告，在生活技能项目——信息+心理社会能力=保护中，对在校青少年开展了减少物质使用的生活技能教育，并进行了四五年的随访。项目旨在推迟青少年烟草等物质的初次使用时间，并减少其消费。主要干预内容包括：个人及人际关系等生活技能的培训，如自我意识、应对策略、自信以及沟通技巧等；物质滥用预防等相关技能的指导，如拒绝同伴提供的物质以及学校合作。该项目使用角色扮演、小组讨论等参与式方法，针对5年级和6、7年级学生分别开展课程，让学生能够在模拟的风险场景中练习已获得的技能。结果显示，在干预结束时，干预学生饮酒频率显著低于对照组学生。该项目对学生吸烟频率和使用毒品的倾向性有长期影响；与对照组相比，干预组学生吸烟和吸毒比例均较低。

（二）组织改变理论

1. 理论解读。组织改变理论模型是通过人群所在组织的改变、规章制度和管理模式的完善，实现对组织内的全体人群的干预。组织改变理论强调的是对某一组织群体的干预，一般包含四个阶段：确立问题或认知阶段，主要是对问题的认知与分析；寻求解决问题的方法与评价；初期行动阶段，制订项目规划和实施计划，为开始改变准备；执行阶段，创新的执行阶段；制度化阶段，新政策等变为确定的、新的目标价值融入组织里。

2．理论应用。2000年以后，国外不少研究运用该理论实施了干预性研究，可借鉴的设计如在学校环境中开展"戒烟干预"研究。研究分为四个阶段，确立问题或认知阶段，通过座谈会形式提高学校高层管理者对"无烟学校"的认知，强化高层管理者对创建"无烟学校"的支持。在初期行动阶段，核心是学校的中层管理，建立学校相关职能部门负责人和学生代表形成控烟协调小组，制定具体的干预策略和实施步骤。在执行阶段，通过各种宣传方式营造戒烟氛围；建立学生活动室以充实学生的课余活动，排解压力；结合吸烟学生的特点，编制相应戒烟教材；在制度化阶段，经过对前期工作的总结，将有效的措施制度化。

（三）创新扩散理论

1．理论解读。创新扩散指一项新事物（新思想、新工具、新发明或新产品）通过一定的传播渠道在整个社区或某个人群内扩散，逐渐为社区成员或该人群成员所了解与采用的过程。该理论由美国新墨西哥大学埃弗雷特．M．罗杰斯（Everett M. Rogers）于1960年提出，创新扩散过程包括五个阶段：一是认知阶段：个体首次接触新事物，但是缺少相关的信息。在这个阶段个体还没有想了解更多信息的欲望；二是说服阶段：个体对新事物产生了兴趣、并积极寻求相关的信息；三是决策阶段：评估使用新事物的优势和劣势、决定是采用或拒绝；四是实施阶段：个体不同程度地采用了新事物，在这一阶段，个体仍在考察新事物是否有效，且可能搜集更多的信息；五是确认阶段：个人定型，决定继续使用创新。根据人群在面对创新时接受创新事物的早晚将人们分为五种不同类型：人群中最先接受信息的创新者；较容易接受新观念、态度慎重、常具领导力的早期采用者；慎重、深思熟虑的早期采用人群；倾向于对创新事物持怀疑态度，等多数人接受并认同该创新时才会采用的后期采用人群；观念比较保守、坚持习惯，不到万不得已不愿接受创新的迟缓者。

2．理论应用。学校健康教育促进干预可借鉴设计的一项应用，是通过宣传使用诸如"迷你计步器"等对儿童少年有吸引力的新型穿戴设备，来提高儿童少年加强体育锻炼的依从性。干预以"迷你计步器"为扩散内容，首先通过将"迷你计步器"设计为儿童少年喜欢的颜色、图案，或标注儿童少年阶段喜欢的座右铭等方式提高"迷你计步器"的吸引力，其次选择合适的扩散时机和扩散渠道，向目标人群传播，如通过对用户步数排名，对优胜者颁发"走步达人"奖章等，使用户对创新有进一步认识，缩短尝试时间并迅速变成忠实用户，从而影响周围的同学加入到使用"迷你计步器"的行列中。

（四）理性行动理论

1．理论解读。理性行动理论是分析态度如何有意识地影响个体行为的理论，又称理性行为理论。其基本假设是认为人是理性的，在做出某一行为前会综合各种信息来考虑自身行为的意义和后果，由美国学者马丁·菲什拜因（Martin Fishbein）和伊塞克·阿耶兹（Icek Ajzen）于1967年提出。该理论认为个体的行为在某种程度上可以由行为意向合理地推断，行为意向是由对行为的态度和主观准则决定的。行为意向是人们打算从事某一特定行为的量度，而态度是对从事某一目标行为所持有的正面或负面的情感，由对行为结果的主要信念以及对这种结果重要程度的估计所决定。主观准则指的是人们认为对其有重要影响的人希望自己尝新的感知程度。这些因素结合起来，便产生了行为意向（倾向），最终导致了行为改变。

2．理论应用。2015年伊朗学者报告了一项运用TRA针对在校学生很少用早餐的干预研究。干预组和对照组学生均接受了学校常规的早餐教育，此外，干预组学生还参加了基于TRA行为意向预测开发的教育计划。结果表明，基于TRA的健康教育干预组学生通过改善态度、主观规范和提高学生的意识，比对照组显著提高了使用早餐的比例。

（五）大众意见领袖理论

1．理论解读。大众意见领袖是指大众信息传播中信息从源头到一般受众的中间处理环节或者节点，也称舆论领袖。信息传播模式为两步模式：大众传播—意见领袖—一般受众。"意见领袖"一词最早由保罗·拉扎斯菲尔德（Paul Lazarsfeld）和艾利胡·卡斯（Elihu Katz）首次明确提出，试图阐释在大众传媒与人际关系的影响下，选民如何做出投票决定。他们发现更频繁的利用媒体掌握竞选信息并乐于发表见解的这部分选民，会对其他选民的决定产生影响，这部分选民被称为"意见领袖"。

2．理论应用。大众意见领袖理论已经应用于多项行为干预研究中，且干预效果也在多个样本人群中得到了评估。美国2015年报告一项青少年人群研究，通过男性行为主题社交网站对50名青少年POLs进行培训干预，让其在社交网络中传播针对性的干预信息。结果显示通过POLs传递健康教育信息可行且接受程度高，406名研究对象干预后的高危性行为明显减少。中国疾病预防控制中心2013年研究也发现POLs干预方法在纠正危险行为方面有明显效果，提高其影响力、参与度、推动核心信息传播是提高干预效果最重要的技巧。

综上，健康教育和健康促进理论存在的意义和益处在于，有助于确定可衡量的项目产出，细化行为改变的方法，确定干预的时机，有助于选择正确的策略组合；增强专业人员之间的沟通，提高项目的可重复性，提高项目的效率和效果。

第五节　健康教育与健康促进的主要模式

一个健康教育和健康促进的模式可包含多个理论，模式在早期阶段呈现理论的特征。模式是一种用以解决问题的概念的折中、创造性、简化和微型化应用。有时模式设计者提出其模式构想，但可能还没有形成理论所需要的通过测试和实验的实证证据。甚至有时经彻底测试的模式，仍保留"模式"一词作为其名称的一部分。与理论不同，模式不提供微观层面管理的指导。下面分别从规划设计项目出发，从宏观和微观不同层面的应用，归类介绍学校健康教育和健康促进的模式。

一、宏观规划层面的模式

在运用行为和社会科学理论的宏观规划层面，近几十年发展了如下几个典型模式：PRECEDE-PROCEED模式、PEN-3模式、社区卫生规划途径模式（PATCH）、干预地图模型（intervention mapping，IM）等。美国学者2005年的一项调查显示，具备认证资格的本科和研究生健康教育项目机构的教师，88％在其教学中使用了PRECEDE-PROCEED模式，62％使用了PATCH模式。

（一）PRECEDE-PROCEED模式

PRECEDE-PROCEED模式是通过对围绕目标人群的社会、流行病学、教育生态学以及政策等因素进行综合评价后，找出相关影响项目成败的促进与制约因素，规划与评价项目的启动、实施和完成项目的具有灵活性、可扩展性的循证模式。该模式是由美国健康教育专家劳伦斯．W.格林（Lawrence W.Green）和马歇尔．W.克罗伊特（Marshall W.Kreuter）共同提出，是目前世界上最常用的健康教育与健康促进模式。该模型始自20世纪70年代的高血压干预、健康教育的成本效果评估以及更早的免疫规划项目。20世纪90年代，这个模式开始强调生态学方式。

1. PRECEDE-PROCEED模式内涵。该模式由两部分组成，第一部分PROCEDE，英文全称是predisposing，reinforcing，and enabling constructs in educational diagnosis and evaluation首字母的缩写，包括教育和生态评价中的倾向因素、促成因素和强化因素。第二部分PROCEED，英文全称是 policy，regulatory，and organizational constructs in educational and environmental development首字母的缩写，指的是教育和环境改变中的政策、管理、组织策略。

2. PRECEDE- PROCEED模式阶段。分为八个阶段，可广泛适应于任何健康项目规划的指南，包括学校健康教育与健康促进项目规划。

（1）第一阶段：社会评价，以识别生活质量问题而进行的社区感知评估为起点，可采用诸如资产图谱、社会侦察、提名群体过程，德尔菲法，焦点小组，中心位置拦截访谈和定量调查等方法。

（2）第二阶段：流行病学评价，包括识别社会评价中确定的生活质量相关问题和有促进或交互作用的具体健康问题。这一阶段还明确了遗传，行为和环境等三类致病因素。流行病学评估分描述性和分析性评价，并收集这两方面的信息。

（3）第三阶段：教育和生态评价。此阶段将因素进一步归类为诱因、启动或强化等标志性模型类别。

（4）第四阶段：行政和政策评价和干预校准。这一阶段项目要素与优先领域和项目需要的资源保持一致，分析项目成功面临的障碍，以及开发项目运行需要的政策。

（5）第五阶段：实施或者执行。这一阶段有几个因素可能阻碍或者放大项目的影响。有关项目的因素包括实施机构，政策环境和外部条件等。

（6）第六阶段：过程评估。包括检验、评估计划执行中的各项活动是否按计划要求进行；计划实施是否取得预期效果；及时发现计划实施中的问题，以帮助有关人员及时修订干预方法及策略，使之更符合客观实际，保证计划执行的质量和目标的实现。

（7）第七阶段：影响评估。指在健康教育近、中期开展的评价。效应评价的重点是了解和评价对象的知识、信念、行为等是否因为健康教育或健康促进计划干预后产生了有利的改变。效应评价的设计比过程评价更严谨，往往采用对照、随机分组等方法。

（8）最后阶段：结果评估。在这一阶段，衡量健康状况（如死亡率，发病率和残疾指标）和生活质量问题（如感知的生活质量和失业）的变化。

（二）PEN-3模式

PEN-3模式是由三个相互关联和相互依赖的维度组成、每个维度都有P、E、N的首字母缩略词的一种追求文化适宜性的规划模型。最初应用于非洲国家儿童生存项目，由柯林斯·奥·艾瑞恩布瓦（Collins O. Airhihenbuwa）提出，后来延伸到美国的少数族裔人群开展诸如癌症筛查与教育、健康相关因子筛查等研究项目，应用范围比较广泛。

1. PEN-3模式的维度。模式由三个维度构成，每个维度均由P、E、N三个亚维度构成，故名PEN-3模式。三个维度分别为文化认同、关系与期望、健康行为的文化适宜性，三个维度间相互依赖，不可分割。

（1）文化认同维度：由个体（person）、家庭（extended family）及社区（neighborhood）三个亚维度构成，即第一个PEN。该维度认为健康教育应致力于提高每个人的健康，即为P；健康教育不仅针对直系亲属，而且包括直系亲属外的整个大家族，即为E；健康教育旨在提高整个社区的健康，社区领袖的参与至关重要，使该社区的健康教育切合当地的文化。

（2）关系和期望维度：由感知（perceptions）、驱动因子（enablers）及加强因子（nurturers）三个亚维度构成，即第二个PEN。该维度的形成是建立在健康信念模式、TRA及PRECEDE-PROCEED模式基础之上的。感知亚维度提示，知识、信念、态度、价值观等可影响一个人的行为，因此健康项目要始于认清人们的认知水平才有意义、可接受；驱动因子亚维度提示，可利用的资源、服务等因素可能影响人们的健康行为；加强因子亚维度强调，某个重要人物（家族成员、同事、雇主、健康工作人员、宗教领袖等）可影响人们的行为。

（3）健康行为的文化适宜性维度：由积极因素（positive）、少见因素（exotic）和消极因素（negative）三个亚维度构成，即第三个PEN，也是该模式尤其适用于少数族裔人群的原因所在。积极因素包括第二个维度中提高人们健康行为的因素，分别来自个人、家庭、社区三个水平；少见因素是实践中存在的无论好坏均不能改变的因素；消极因素包括第二个维度中削弱人们健康行为的因素。

2. PEN-3模式应用。PEN-3模式在健康教育计划与实施过程中，分为四个阶段。第一个阶段重点为健康教育，在个人、社区和家庭三个水平上进行有针对性的健康教育；第二个阶段是通过调研收集认知、驱动因子、加强因子三个方面的数据；第三个阶段将收集健康相关数据分为积极因素、少见现存因素、消极因素三类；第四个阶段即为将信念分为久已形成者和新形成者，并选择合适健康教育策略。

（三）社区卫生规划途径模式

社区卫生规划途径模式（planned approach to community health model，PATCH）是基于PRECEDE模型创建，通过社区动员、形势分析、确定优先的健康领域、制订干预实施计划，结合评价对计划实施进行反馈的闭环模式。PATCH模型是由美国疾病预防与控制中心与当地卫生部门及几个社区团体合作开发，于2005年更新的一种有效的社区卫生规划模型，已为许多国家和地区采用。PATCH模型旨在提高基于社区健康促进计划的规划、实施与评估能力，因此，能力建设是模型非常重要的部分。PATCH模型关键策略是建立了社区与国家卫生部门、大学、其他外部组织之间的联系，因其避免使用学术术语，更方便用户使用。

PATCH模型与WHO全民健康和渥太华健康促进宪章有相同的理念，即健康促进是能够帮助人们控制自身并改善健康的过程。PATCH模型关键要素包括：①社区成员参与过程；②数据引导程序开发；③参与者制定一个综合的健康促进策略；④评价强调反馈和计划改进；⑤提高社区健康促进能力。应用PATCH模型规划一个健康促进计划需要有五个不同的阶段，第一阶段是社区动员，第二阶段是搜集组织数据，第三阶段是选择健康优先，第四阶段是制订一个全面的干预计划，第五阶段是评价。

（四）干预地图模式

干预地图（intervention mapping，IM）模式是关注环境中的个体行为，构建循证的健康促进项目的过程。该模式是20世纪90年代，由美国德克萨斯大学L. 凯·巴沙洛缪（L. Kay BaItholomew）及其同事提出。构建过程一共有六个步骤：①进行需求评估；②定义项目和执行目标；③选择方法和策略；④建立项目计划；⑤通过并实施项目计划；⑥评价。

IM模式已运用于不同类型的健康教育、健康促进计划中，包括乳腺癌、宫颈癌的筛查，饮食和体育运动促进，蔬菜水果推广，艾滋病与性病的预防，学校体育运动伤害预防计划，性与生殖健康，社会经济健康资源不均衡，预防暴力与体重干预等。IM模式主张社会生态学方法，包括被视为个体机能的健康和个体生活的环境，如家庭、社会网络、组织、社区和社会的有机组成等。

二、微观规划层面的模式

（一）健康信念模式

健康信念模式（health belief model，HBM）是用社会心理学的概念构建解释人们与健康有关的行为模式。该模式是20世纪50年代，由几位美国社会心理学家高德弗雷·浩克鲍姆（Godfrey Hoch-baum），史蒂芬·凯格尔斯（Stephen Kegels）和埃尔文·罗森斯托克（Irwin Rosenstock）提出。因其在微观层面为干预的实施提供了具体的指导而成为如今最受欢迎的模式之一。基于多年的实验，HBM不断扩大。它最初用于解释个体不愿参加疾病预防的原因，后来因其不断借用其他理论加强其预测和解释的潜力而被广泛运用于各种短、长期健康危险行为的预测和干预，如吸烟行为、不良的饮食行为和艾滋病预防教育和干预，等等。健康信念模式是目前用以解释、指导干预人们健康相关行为的重要理论模式，在预测人们的预防性健康行为及实施健康教育和健康促进中有很多实际的应用。

HBM模式由严重性感知、易感性感知、获益感知、障碍感知、行动提示和自我效能等六个部分组成。HBM核心概念是感知相关疾病威胁和行为评估。个体是否采纳健康相关行为的过程是：首先，人们对现在的生活方式感知到疾病的威胁（疾病的易感性和严重性）；然后，相信改变特定的行为或生活方式会得到有意义的结果（认识到益处），并对存在的困难有足够的认识，思想上有充分的准备，且有克服的办法（认识到障碍）；最后，还应具有改变自己不良行为的自信心，采纳与健康有关的行为（自我效能）。在健康信念模式中，通过促使某种行为发生的提示或提示事件的存在（行动提示），如大众媒介的疾病宣传、医生建议对健康行为的建议等，改变个体行为。另外，社会人口学特征，如性别、年龄和教育水平等，同样可以影响个体的行为，采取或维持健康的行为或继续原来不健康的行为。

（二）跨理论模式（阶段变化模型）

跨理论模式（trans theoretical model，TTM）是关注行为变化的解释（而非仅仅关注行为变化）、明确行为变化的时间维度，指导人们可通过阶段化的规划做出行为改变过程的模式。多年来TTM名称不一，根据各种理论进行了测试和扩展，是目前行为改变领域最受欢迎的模式之一。TTM在行为改变中指定了时间维度而具有独特性，提出人们在改变行为的同时会经历各个阶段，整个过程可以从6个月到5年。由于其强调阶段，该模式又被称为阶段变化模式。自20世纪70年代末诞生以来，至今已有超过一千个出版物介绍了这个模式。

TTM广泛用于二级和三级预防，如开展对慢性腰背痛患者活动建议的依从性，以及对艾滋病抗逆转录病毒治疗的依从性的研究。

第六节　学校健康教育与健康促进评价

健康教育和健康促进的评价涉及两个层面，一是效果导向，二是效率导向。效率导向评价，基于资源的稀缺性，则涉及给定的时间内达到目标需要投入和消耗的成本、金钱等经济学方面的考虑，包括成本效果分析、成本效益分析等评价方法，本章不做介绍。效果导向性评价是全面检验计划执行情况、控制计划实施质量、保证计划成功实施的关键性措施，也是评估计划是否成功、是否达到预期效果的重要手段。下文介绍贯穿于计划实施全程的健康教育与健康促进评价的类型、适用不同需求的方法、各个维度评价方法与指标的应用。

一、评价类型

评价类型包括形成评价、过程评价和效果评价。

（一）形成评价

形成评价主要包括：了解目前学生的健康知识态度和健康相关行为、健康状况、学校现有的资源、实施方案的科学性和可行性、传播材料、测量工具的预实验与完善等。形成评价的指标一般包括实施计划的科学性、政策的支持性、技术的可行性、目标人群的接受程度等。

（二）过程评价

过程评价主要包括：

1. 健康教育活动评价。内容包括课堂教学有无课时、教案、考试；有无专、兼职教师；教师是否经过培训、教学方法如何。健康教育活动有无活动方案，活动过程资料，教职员工和学生参与情况等。

2. 学校卫生服务评价。内容包括健康体检的内容和次数、常见病筛查和治疗、传染病的预防和监测、心理卫生问题筛检、健康咨询和行为指导开展状况等。

3. 学校环境评价。内容包括学校教学建筑、环境噪声、室内微小气候、采光、照明等环境质量以及黑板、课桌椅的设置应当符合国家有关标准。

（三）效果评价

效果评价主要包括：

1. 健康教育活动效果评价。指标包括学生知识、态度、行为的变化等。

2. 卫生服务效果评价。指标包括发病率、患病率、检出率、感染率，因病缺勤率等。此外还可以开展满意度评价了解学生、教职员工、家长等对开展健康促进学校的满意程度，包括对学校物质环境、健康教育活动、人际关系、卫生服务的满意度。

二、评价方法

学校卫生项目，常用的评价方法有以下几种：

（一）观察法

观察应在自然状态下进行，如观察学生的饮食、锻炼等行为。观察法可用于评估技能和行为目标，也可用于简介评估知识和态度目标。教师可以直接观察学生表现出的与健康教育相关的技能。例如，在进行分组活动时，教师可以通过观察来了解学生合作和解决问题的能力或行为，或者在角色扮演中，观察学生的人际交流技能和解决问题的能力。

此外，对儿童少年还可采用日记法和活动与游戏的方法用于观察评价。日记要求学生连续记录自己的行为，可以用于评价学生的态度和行为目标，通过对日记的分析，可以定性地了解学生对于健康问题或行为的态度。日记能够较好地反映出学生行为或态度变化的整个过程，以及转变的原因。活动与游戏可以用于评价技能和态度目标，也可用于评价知识目标。活动和游戏是指运用多种的评估工具，以获得学生掌握的知识、态度或技能，这是一种创造性的方法，没有固定的形式，可以由教师自行设计。例如，在预防艾滋病的健康教育中，让学生自己设计海报、明信片等，以反映出学生的态度倾向，或者是举办辩论赛，以评估学生有关艾滋病的态度等。活动和游戏由于其多样的形式更受学生的欢迎。能够根据不同学生的需要进行设计，如对于读写能力较差的学生，可以使用照片、图片等可视的形式。

（二）个人访谈、小组访谈和资料与案例分析

访谈一般用于评价知识和态度目标，也可用于评价技能目标。访谈通过面对面沟通的形式，获取学生对知识、态度和技能的掌握情况。访谈者可以是老师、学生或是培训过的访谈员。如在询问学生对于性教育的态度是，可以提问"你觉得学校应该开展性教育吗？为什么？"访谈允许学生自由地表达自己的想法，对于写作能力较差的

孩子来说，访谈能较好了解其知识掌握程度。另外，访谈可能会为调查提供更多的信息，如发现学生态度转变的深层次的原因，学生还缺乏哪些技能等。

个人访谈和小组访谈可以了解学生、家长、教职员工及社区成员对创建健康促进学校的感受、建议、满意度等反馈信息，访谈前应拟定访谈提纲，可结合定量评价进行分析。

还可通过资料与案例分析，用于评估知识、态度和技能目标。比如在预防近视的健康教育中，要求学生阅读一个案例，并识别其中的危险行为（知识），让学生描述在该情境下，应怎样保护视力（技能），并让他们描述对于案例中人物行为的感想（态度）。资料与案例分析活动允许使用促进学生参与的刺激性材料。并为学生提供了一个应用所学知识在新情境中解决问题和做决定的机会。

（三）调查问卷

可设置封闭式和开放式问题，可用于知识、态度、行为的评价。

1. 封闭式问题。要求受试者从一组选项中选出正确答案。常见问题形式有：判断题、单选题、多选题、匹配题等。封闭式问题能够有效评估知识目标，在用于自我报告类的调查时，也可用于评估态度、技能和行为的目标。例如：以下哪种节育方式还能够有效地预防艾滋病传播？A. 口服避孕药；B. 紧急避孕；C. 安全套。

封闭式问题，可以采用分级测量的设计。在评价态度目标时最有用，也可以用于学生自我评价技能目标。分级测量一般以量表的形式展现，学生可以使用分级测量进行自我评价，包括评价态度、对自己能力的信心或某种行为的意向。分级测量的常见形式有：利克特量表和博格达斯社会距离量表等。

利克特量表由一组陈述组成。例如，每个陈述有"非常同意""同意""不一定""不同意""非常不同意"五种回答。学生根据自己对于陈述的同意程度来作答。例如：请勾出最能表达你的意见的选项："眼睛是我们来说是非常重要的，所以一定要注意用眼卫生，并定期检查。"A. 非常同意；B. 同意；C. 不一定；D. 不同意；E. 非常不同意。

博格达斯社会距离量表可以用来衡量学生对某一事物或行为的态度。其中每一个问题的答案都表现出态度的增加程度。例如，对下列4个题目作出"是"或"否"的选择可反映了对HIV感染者的态度：①在公共汽车上，我会坐在HIV感染者的旁边；②我会与HIV感染者握手；③我会与HIV感染者拥抱；④我会亲吻HIV感染者的脸。

2. 开放性问题。可用于评估知识目标，也可用于评估态度目标或技能目标。开放性问题不需要教师提供一系列可能的答案，学生会根据自己对知识的掌握等情况给出自己的答案。这类方式的题目可以为"对于预防肥胖，你能做的一件事是什么？"开放性问题不限于考查学生对知识的知晓情况，也可以考查学生应用知识解决问题的能力。开放性问题的另一种形式为短文写作，例如："在预防近视方面，你认为哪些方法适用于初中生？为什么？"学生通过该方式能够充分利用所学知识，展示自己的态度。

三、评价维度与指标

（一）知识

知识评估包括评估学生已学习并且理解的内容。评估方法有是非判断题、单选题、多选题、完形填空、简答题等形式。教师可以根据的学生回答问题，计算得分，并评估其知识掌握程度。要适当选取评估者的身份，如教师、校医、学生通常没有能力评估自身知识水平。在一些问题上，例如：HIV/AIDS的相关知识，通过父母来评估学生的知识水平的方法不太可取，因为接受过相关健康教育的学生，他们的艾滋病知晓情况可能要比父母高很多。在设计知识评估工具是，需要知道工具的有效性与问题的提出方式有很大关系。相关问题必须是对学生掌握知识情况的真实评估，不应该诱导学生回答出教师想要的答案。

（二）态度

态度对于学生健康相关行为的确立具有一定的影响。教师可以通过对学生行为的观察来推测出学生的态度。例如，如果一个年轻人每次性交都见识使用安全套，则可以推断出他对使用安全套持有积极的态度，对自己和同伴的健康负责任。以预防HIV为例，并不是所有的健康相关行为都能够被教师观察到，因此对于学生态度的评价，教师可以利用调查问卷、利克特量表访谈等形式，考查学生对于某一事件的看法。评估意图的工具能揭示学生的态度，同时也是未来的行为的最好的预测工具之一。

需要注意的是，对态度的评估活动中，需要确立明确的评判标准，以保证结果的准确性。为了尽可能从多渠道收集关于态度的信息，不仅要考虑教师使用的评估工具，而且还需要考虑对学生自身、同伴甚至家长的评估工具。

（三）技能

技能是指学生运用知识和经验执行一定活动的能力。自我报告是另一种常用的评估技能的方法，但当学生在使用时可能会过高或过低地估计他们的技能，或者仅仅叙述他们认为老师想听到的东西。

同伴影响力对技能评估尤为重要。例如，一个成年人对一个学生处理风险较小行为的能力的估计，可能建立在成年人认为重要的标准上。但当青少年必须要做出有关性行为的决定时，他们往往会自己决定应该使用什么策略。

（四）行为

作为健康教育与健康促进的结果，行为的建立与保持需要较长的时间，因此行为改变通常作为中期或远期效果进行评价。许多评估行为变化的方法是要求学生进行自我评估，但是受心理作用、社会期望、学校压力等方面的影响，其调查结果真实性仍需考察。如果被评估的行为是社会期望的行为，那么学生很有可能报告他们的确这样做了，不管真实情况如何。另外，即使评估工具表面行为已经发生了变化，也不能表明这是健康教育和健康促进所带来的变化。因为，健康教育和健康促进只是引起行为变化的一部分原因，学生行为变化还受同伴、父母、社会、习俗、媒体等因素的影响。

参考文献

1. 王丽芹，池迎春，裴晓霞.儿科护理教学查房（第3版）[M].北京：科学出版社，2018.

2. 李砚池.儿科护理[M].北京：科学出版社，2019.

3. 张玉兰，王玉香.儿科护理学[M].北京：人民卫生出版社，2018.

4. 黄人健.儿科护理学高级教程[M].北京：科学出版社，2018.

5. 马宁生，周良燕.儿科护理学[M].北京：中国医药科技出版社，2018.

6. 梁伍今.儿科护理学[M].北京：中国中医药出版社，2019.

7. 郝群英，魏晓英.实用儿科护理手册[M].北京：化学工业出版社，2018.

8. 何利君，张广清，廖卫华.儿科护理健康教育[M].北京：科学出版社，2019.

9. 沙丽艳，崔文香.儿科护理学[M].北京：科学出版社，2018.

10. 武君颖，王玉玲.儿科护理[M].北京：科学出版社，2018.

11. 邓辉.急危重症护理[M].北京：中国中医药出版社，2018.

12. 王丽芹.急危重症患者预见性护理[M].北京：科学出版社，2019.

13. 李茜，蒋露叶.急危重症护理技能实训[M].武汉：华中科技大学出版社，2018.

14. 史铁英.急危重症护理救治手册[M].郑州：河南科学技术出版社，2019.

15. 周立.危重症急救护理程序（第3版）[M].北京：科学出版社，2019.

16. 成守珍.急危重症护理学（第3版）[M].北京：人民卫生出版社，2019.

17. 郭梦安.急诊护理学[M].北京：中国医药科技出版社，2018.

18. 许建瑞，雷芬芳，李青.急诊护理学[M].北京：北京大学医学出版社有限公司，2017.

19. 肖涛，郭美英.急诊护理信息化[M].长沙：中南大学出版社，2018.

20. 范玲.新生儿护理规范[M].北京：人民卫生出版社，2019.

21. 魏克伦.早期新生儿护理手册[M].北京：科学出版社，2019.

22. 姜梅.妇产科护理指南[M].北京：人民卫生出版社，2019.

23. 武留信，曾强.中华健康管理学[M].北京：人民卫生出版社，2021.

24. 傅小兰，张侃.中国国民心理健康发展报告[M].北京：社会科学文献出版社，2020.

25. 张玉兰，王玉香.儿科护理学[M].北京：人民卫生出版社，2018.

26. 田向阳，程玉兰.健康教育与健康促进理论与实践[M].北京：人民卫生出版社，2020.

27. 傅华，施榕，张竞超. 健康教育学（第3版）[M].北京：人民卫生出版社，2021.

28. 钱玲，任学峰. 健康危险行为干预技术指南[M]. 北京：人民卫生出版社，2020.

29. 李英华，李莉. 健康教育服务实施与评价指南[M]. 北京：北京大学医学出版社，2019.